• 院士高端访谈 •

西医大家话中医

国家中医药管理局 组织编写

余艳红 秦怀金 主编

第一卷 王振义
韩济生
孙燕
汤钊猷
宁光

全国百佳图书出版单位

中国中医药出版社

融合出版说明

本书为融合出版物，微信扫描书中二维码，即可获取访谈音视频、全景参观中医药博物馆、AR 经络成像、中医趣味问答等数字化资源和服务（具体方法详见本书附录）。

图书在版编目（CIP）数据

西医大家话中医 . 第一卷 / 国家中医药管理局组织编写；余艳红，秦怀金主编 . —北京：中国中医药出版社，2024.1
ISBN 978-7-5132-8148-5

Ⅰ . ①西… Ⅱ . ①国… ②余… ③秦… Ⅲ . ①中国医药学 Ⅳ . ① R2

中国国家版本馆 CIP 数据核字（2023）第 100934 号

出版	中国中医药出版社
地址	北京经济技术开发区科创十三街 31 号院二区 8 号楼
邮编	100176
规格	710×1000mm $\frac{1}{16}$
印张	13.75
字数	178 千字
版次	2024 年 1 月第 1 版
印次	2024 年 1 月第 1 次印刷
印刷	北京盛通印刷股份有限公司
经销	全国各地新华书店
书号	ISBN 978-7-5132-8148-5
定价	**99.00 元**

购 书 热 线 010-89535836
天猫旗舰店网址 https://zgzyycbs.tmall.com

如有印装质量问题请与本社出版部联系（010 – 64405510）

《西医大家话中医》
编写委员会

主　编　余艳红　秦怀金

编　委　王振义　韩济生　孙　燕　汤钊猷

　　　　钟南山　陈香美　张　运　葛均波

　　　　宁　光　贾伟平

陈 竺 序

　　习近平总书记指出，中医药学是中国古代科学的瑰宝，也是打开中华文明宝库的钥匙。党的十八大以来，以习近平同志为核心的党中央把中医药摆在更加突出的位置，把促进中医药传承创新发展作为新时代中国特色社会主义事业的重要内容和中华民族伟大复兴的大事，作出一系列重大决策部署，引领中医药事业取得历史性成就、发生全局性变化。

　　千百年来，中医药传承精华、守正创新，为人类抗击疫病作出了重大贡献。特别是面对世纪疫情，中西医联手筑牢生命防线，成为我国新冠疫情防控的一大亮点，为全球抗疫贡献了"中国智慧"和"中国方案"。在这场惊心动魄、艰苦卓绝的历史大考中，中医药全程深度介入，充分发挥治未病、辨证施治的独特优势，为人类文明史上人口大国成功走出疫情大流行的奇迹作出了重要贡献。

　　坚持中西医并重，推动中医药和西医药相互补充、协调发展，是我国卫生与健康事业的显著优势。党和国家领导人历来高度重视中西医协同发展。20 世纪 50 年代，我国兴起西医学习中医热潮，诺贝尔生理学或医学奖获得者、中国中医科学院首席研究员屠呦呦就是第三期西学中班学员，中西医结合的伟大成果"青蒿素"为全球疟疾防治作出了重要贡献。

　　作为从事医学科研工作的一名老兵，我已经工作快 50 年，但在博大精深的中医药学面前只能算是一个小学生，在多年医学研究的过程中，真切地感受到中医药是中华民族的瑰宝，也从中医药学中受到

1

很多启发。我和陈赛娟院士跟随王振义院士与哈尔滨医科大学张亭栋教授团队合作，引入中药砒霜（三氧化二砷），通过对全反式维甲酸和三氧化二砷两药联合治疗方法的使用，使急性早幼粒细胞白血病这个曾经最为凶险的白血病成为首个可被治愈的白血病。该成果被誉为"上海方案"，并被国际权威指南指定作为一线经典治疗方案，使中国占领血液肿瘤治疗制高点，为世界肿瘤治疗贡献了中国方案。可以说，中医理念与现代医学的汇聚会产生意想不到的突破，造福人类的健康福祉。

《西医大家话中医》这本书展现了在西医界享有盛誉的大家对中医药的观点、认识，以及他们在"中西融合"和"西学中"过程中的体会、收获和成就，对于如何发挥中西医结合优势，推进西学中事业发展，为全球健康提供"中国处方"具有很好的借鉴作用。希望当代广大医务工作者，以这些院士、大家为榜样，热爱中医药，开展中西医结合研究，推动中西医协作，促进中医药和西医药相互补充、协调发展。希望全国卫生健康系统的各级领导干部，不断深化对中医药发展规律的认识，制定出更加切实可行的有利于中西医结合事业发展的政策措施。

今年是全面贯彻落实党的二十大精神的开局之年，也是实施"十四五"规划承前启后的关键一年；今年还恰逢毛泽东主席对西医学习中医作出重要指示65周年。在这样的形势下，推出《西医大家话中医》十分及时，很有必要。我认为，这是贯彻落实习近平总书记关于中医药工作重要论述的具体行动，是贯彻落实《中共中央 国务院关于促进中医药传承创新发展的意见》的重要举措，对于促进中医药传承创新发展、带动西医学习中医具有十分重要的意义。希望这套书的出版，能感召、激励更多的中医和西医有志之士，优势互补，携手共进，为全面推进健康中国建设、更好地保障人民健康提供有力支撑，为以中国式现代化全面推进中华民族伟大复兴号巨轮乘风破浪、扬帆远航贡献力量。

　　书将付梓，邀我作序，感谢受访的 10 位院士、大家和编写团队。

第十三届全国人大常委会副委员长
中国红十字会会长
中国科学院院士

2023 年 8 月

陈可冀 序

在我国五千年的文明史中，中医药学兼容并蓄，去粗取精，蕴藏着中华民族深邃的哲学思想和实践经验，体现了自然科学与人文科学的进一步融合与创新。1958年，毛泽东主席对卫生部党组《关于西医学中医离职班情况成绩和经验给党中央的报告》作重要批示："中国医药学是一个伟大的宝库，应当努力发掘，加以提高。""今后要在全国范围内举办西医学习中医的学习班，这是一件大事，不可等闲视之。"为中西医结合卫生事业指明了方向。习近平总书记在十九大报告中进一步要求"坚持中西医并重，传承发展中医药事业"。中医药学与现代医学应当相互借鉴、协调发展，充分发挥中医药在疾病防治与康复医疗中的重要作用，促进中西医结合事业发展。

1955年12月，卫生部在中医研究院（现中国中医科学院）举办西医学习中医班，每省抽派两名毕业3年以上的西医到京系统学习中医。我服从组织调遣进京，从此与中医结缘，如今近70年过去了，大家共同开辟了更广阔的中西医结合发展道路。40多年前，时任阜外医院院长的吴英恺院士，创办《中华心血管病杂志》，邀请我担任杂志副主编。那时候我很年轻，作为一名青年医师，被西医院士认可很意外也很欣喜。还有上海瑞金医院的邝安堃教授，有一年我在外地开会，恰巧与邝教授同住一个房间，切磋中医药学术的进步，都认为中医药事业的发展不仅要靠中医药专家，还要有基础医学、临床医学及社会科学各方面的专家共同合作，以求不同学科的交叉互补发展。

年前,《西医大家话中医》项目组邀我为书作序。了解到该项目首批采访的西医大家全部是院士,在各自的研究领域都是领航人。他们对现代医学都有很高深的见解,这有助于我们打开视野,看看其他行业,尤其是西医界大家对我们中医药学的认识和发展建议。其中有好几位是我的老朋友或者很熟悉的朋友,比如韩济生院士是神经生理学家,从 1965 年起,就接受周恩来总理的嘱托,开始研究"针刺"的镇痛原理,从此孜孜不倦,不断取得重大成果。张运院士和葛均波院士是心脏病学家,我们研究方向和领域相同。张运院士团队花费 20 年研究了中药通心络防治动脉粥样硬化的作用,为临床治疗心血管疾病拓宽了用药范围。葛均波院士牵头的麝香保心丸项目也体现了中医药国际化的进程。他们都是现代医学家,同时又在中医药学领域有所成就,其研究成果加速了中医药及中西医结合事业的国际化进程。

　　期待着这套图书的问世,影响更多的中医人、西医人,为中西医结合事业的发展开辟新道路,为祖国发展新医药学提供更多更广的思路。

中国科学院院士

国医大师　　　陈可冀

中国中西医结合学会名誉会长

2023 年 4 月

张伯礼 序

　　纵观中医发展史，近百余年以来，从中西医汇通到中西医结合，再到今天的中西医并重，走过了一条不平凡的道路。尤其是数十年来，中西医结合的发展，为中西并重的医药卫生基本国策的确立提供了生动的实践经验和良好的政策环境。

　　我国有中医和西医两套医疗体系保障人民群众的生命健康。在当前，疾病谱以重大慢病和重大传染病为主，医学模式由疾病医学转变为健康医学，医药保障成为刚性需求，并严重影响着经济社会发展和国家安全的全球大背景下，中西医并重彰显了我国医药卫生的特色和优势。在这次抗击新冠疫情的战"疫"中，我们始终坚持"中西医并重、中西医结合、中西药并用"方针，取得了较好的临床效果，保障了人民生命健康和经济社会发展，为全世界新型冠状病毒感染防治提供了中国方案，令世界瞩目，WHO也给予积极的评价。

　　在这个历史过程中，不同时代都涌现出一批西医学习中医并作出突出贡献的专家学者，他们个个都是各自领域的翘楚和领军人物，同时对中医药传承发展作出了突出的成绩。总结他们的中西医结合实践经验，听听他们对中医药发展的意见建议，十分重要且必要。为此，国家中医药管理局组织编写《西医大家话中医》，奉献给广大读者，是十分有意义的一件大事。

　　《西医大家话中医》的选题独具视角，立意深刻新颖，从治疗疾病的角度，反映了被访谈者的中西医诊疗观念和中西医协同发展的观点；从哲学与文化角度，他们给出了传承发扬中医药文化的答案；从维护健康视角，西医专家解读中医药保障全民健康的价值；从宏观政策与科研导向方面，为中医药事业发展提出了许多中肯的建议。当然，书稿中还反映了这些受访者各具特色的成才之路以及与中医药结缘的生动故事。若总结他们的共同经验，似有3条：一是大家都有坚定的文化自信，自觉学习，积极应用中医药知识，坚持日久，终有所得；二是大家都以临床难题为切入点进行中西医结合，取长补短，优势互补，取得突破；三是大家都善于总结经验，抽提规律，升华理论，丰富和发展了所研究的内容，开拓了新的研究领域。这些经验对医学人才培养都具有生动的借鉴意义，也对后学者具有很好的启迪作用。

党的二十大报告明确提出"促进中医药传承创新发展"。在中医药几千年的发展历程中，向来注重自我理论的完善和技术创新，历代中医先贤吸收不同理论体系资源、优秀的文明成果，使自己的学科体系不断与时俱进，保持学术长青、历久弥新。新时代的中医药事业高质量发展更应该坚持科技创新，坚持多学科交融，坚持中西医并重，促进中西医优势互补、协调发展，促进中医药现代化。中西医结合是大势所趋，也是未来医学的发展方向。中西医结合绝不是简单混搭，而是重在优势互补，最大限度发挥中西医各自优势，利用中西医各自特点，增强内生动力，做到取长补短，相互促进，协同攻关，解决医学难题。中西医结合历经近70年的探索与发展，取得了丰硕的成果，可以说我们找到了结合的模式和方法，就是以临床难题为导向、以临床疗效为目标，发掘两者之长，优势互补，拿出更优的诊治方案，照护和施惠于广大患者。我们坚信，中西医并重的中国式卫生健康体系，将为解决世界医改难题提供有效路径和方法。

衷心希望《西医大家话中医》的出版，能引起中西医结合的学术争鸣，促进中西医结合的学术繁荣与发展，吸引更多的同仁加入中西医结合的实践队伍。更希望《西医大家话中医》成为常版书，再出续集，以兹读者。

乐之为序，谨呈共勉。

中国工程院院士　国医大师
中国中医科学院　名誉院长　张伯礼
天津中医药大学　名誉校长

2023 年 7 月于天津静海团泊湖畔

陈凯先 序

我怀着十分兴奋的心情，祝贺《西医大家话中医》的出版。《西医大家话中医》不仅是新中国中西医结合事业发展历程的一个忠实记录，更是医学大家从独特视角对于中西医结合促进中医药"传承精华、守正创新"、推动当代医学发展的深刻诠释，必将对中西医结合事业发展产生深远影响。它将成为一部有历史价值、有时代影响力的重头力作。

党的二十大报告中提出："以中国式现代化全面推进中华民族伟大复兴。"人民健康是民族昌盛和国家强盛的重要标志，在中华民族伟大复兴的历史进程中被置于尤为重要的地位，历史悠久的中医药学在这一新征程中肩负着重大使命。

首先，中医药将在应对当代人类面临的健康挑战中展现出独特的价值和作用。当今时代，人类正面临来自两方面的全球健康挑战。一方面是新发、突发重大传染病的威胁，这种威胁伴随着人类漫长的历史，21世纪以来也接连发生，如埃博拉、登革热、寨卡、SARS、MERS和新型冠状病毒感染等，对人民的生命健康和经济社会发展带来严重危害。另一方面，是心脑血管疾病、神经退行性疾病、代谢障碍性疾病、免疫性疾病、肿瘤等非传染性慢性病的重大威胁。随着当代社会快速向城市化、老龄化社会过渡，人类疾病谱发生了重大改变，非传染性慢病发病率飙升。这些疾病多数是病原体不明确、多因素导致的复杂疾病，涉及多基因、多靶点通路和网络调控。以"治愈疾病"为目标的医学模式不足以遏制其蔓延的趋势；以"还原论"为指导、针对单一靶点的治疗思路不足以攻克多因素导致的复杂疾病。这种状况促使人们重新审视当代医学发展的方向，对医学目的调整和医疗模式转变产生深刻反思。中医学对人体整体的、多靶点的、多层次的作用和调节可以对复杂慢性疾病及重大突发传染病的防治显示出重要的价值和意义；同时中医学的理念和实践也可以推动当代医学模式的转变，由治已病转向治未病，由对抗医学转向协同医学，由局部医学转向整体医学，由生物医学转向生理—心理—社会—环境相结合的新医学。

其次，中医药将在生命健康科学前沿的探索中发挥其独特的价值和作用。20世纪中叶，以核酸双螺旋结构的发现为标志，生命科学逐步走向整个科学舞台的中心位置，生命科学的成果成为科学领域中最激动人心的成就，不断地开拓人类的眼界。21世纪是生命科学的世纪，现代科学的发展正逐步由主要探索外部物质世界的规律转向深入地了解生命现象和人体自身的奥秘。生命科学研究的广度和深度不断拓展，不断走向系统化认识和工程化改造。中医药是我国具有原创优势的科技资源。在长期与疾病斗争的过程中，中医学形成了自己独特的理论体系和医疗模式，具有我国特有的原创思维，蕴含着系统生物医学、化学生物学等国际前沿科学思想的精髓，可以为当今探索生命和人体奥秘的前沿研究提供深刻的启示，并作出重要贡献。

回顾历史，事实也正是如此。中西医结合事业已经走过了60多年漫长历程，涌现了一批优异的代表性成果，有力地促进了疾病的防治和医疗模式的转变。例如，砒霜制剂和中药复方黄黛片治疗急性早幼粒细胞白血病，青蒿素类抗疟药治疗疟疾，活血化瘀方药治疗缺血性心脑血管病及周围血管病，"通里攻下"法治疗急腹症，扶正疗法与现代肿瘤治疗相结合的中西医结合肿瘤医疗模式，等等。同时，中西医结合也有力地促进了生命科学前沿研究的发展。例如，针刺麻醉和针刺镇痛原理的阐明促进了神经生物学的发展，以中药黄连活性成分小檗碱为探针揭示了人体内血脂调节的新通路、新机制，中药淫羊藿苷促进神经干细胞增殖为传统温肾阳中药促进干细胞增殖提供了佐证，等等。

习近平总书记对发展中医药事业和实施"健康中国"战略多次作出重要指示。一方面，要求我们把中医药传承好、发展好、利用好，"传承精华，守正创新"；另一方面，要求我们"运用现代科学解读中医药原理""走中西医结合的道路"。此次国家中医药管理局组织编写《西医大家话中医》，正是为我们贯彻落实习近平总书记的要求提供了极好的学习范例，给我们深刻的教育和启示。王振义、汤钊猷、韩济生等10位院士的精诚之志与拳拳之心，展现了中医药现代化和中西医汇聚的生动实践和广阔前景。他们通过"西学中"的方式，走上了中西医结合之路，成为中西医结合的高级医生和理论家，为中西医结合事业做出了辉煌业绩。以他们为代表的中西医结合大家及其成就，犹如群星灿烂，照耀着中西医结合发展的道路，大大增强了我们推动中西医结合发展的勇气，更加坚定了我们的信心。他们的开拓创新精神、献身事业的热情、潜心研究锲而不舍的治学态度，是中西医结合事业宝贵的精神财富。新一代中西医结合科技工作者要承前启后、继往开来，弘扬他们的科学精神，学习和光大他们的科学眼光和智慧，不断创造中西医结合新的辉煌成就，把中西医结合事业推向新的高峰。

"天地之德不易，而天地之化日新"。中西医学的汇聚和交融已经成为迅速发展的时代潮流，两个医学体系相互沟通、相互渗透、相互汇聚的趋势不断加强。它不仅将大大提升医疗卫生工作为人民健康服务的能力和水平，而且也已成为医学科学发展的强大推动力量，为在未来逐步形成中西医统一的新医学奠定基础、开辟道路。让我们学习和发扬本书中各位大家的精神，踔厉奋发，努力谱写中西医结合事业的新篇章！

谨以此文致敬先进，并和各位同道共勉。是为序。

中国科学院院士
中国中西医结合学会名誉会长　　陈凯先
上海中医药大学原校长

2023 年 9 月

前　言

　　中医药学是中华文明的瑰宝，凝聚着深邃的哲学智慧和中华民族几千年的健康养生理念及其实践经验，在几千年的发展进程中形成了独特的生命观、健康观、疾病观、防治观，实现了自然科学和人文科学的融合和统一。

　　自明末清初西医在我国传播，我国就逐渐形成了中西医两种医学并存的格局。医道中西，各有所长。党和政府历来高度重视发挥中西医两种医学在保障人民群众生命安全和身体健康中的重要作用。中华人民共和国成立初期，我们党先后确立"团结中西医""中西医结合"的指导方针，推动中西医开展互学。1955年，根据中央精神，卫生部开始组织开展"西学中"研究班。1958年，毛泽东主席在中共卫生部党组关于组织西医学中医离职学习班的总结报告上作了重要批示，肯定了这一做法，指出举办西医离职学习中医班"是一件大事，不可等闲视之"。在党的号召下，西医学习中医，中医学习现代科学技术，极大地推动了两种医学的互学互鉴，产生了一大批以针刺麻醉、三氧化二砷联合全反式维甲酸治疗白血病、中西医结合治疗急腹症等为代表的重大科研成果，为维护人民群众健康作出了重大贡献。

　　党的十八大以来，以习近平同志为核心的党中央把中医药工作摆在更加突出位置，习近平总书记多次强调，坚持中西医并重，推动中医药和西医药相互补充、协调发展，是我国卫生与健康事业的显著优势。特别是在抗击新冠疫情中，我们坚持中西医结合、中西药并用，大大提高了治愈率、降低了病亡率。习近平总书记指出，中西医结合、中西药并用，是这次疫情防控的一大特点，也是中医药传承精华、守正创新的生动实践。

在毛泽东主席对西医学习中医作出重要批示六十五周年之际，我们组织中国中医药出版社联合《中国中医药报》社、《健康报》社、央视知名医学节目策划人等权威媒体力量采访西医领域的 10 名院士、大家，分别是王振义、韩济生、孙燕、汤钊猷、钟南山、陈香美、张运、葛均波、宁光、贾伟平，生动讲述他们自己在临床、科研工作中认识中医药、结缘中医药的精彩故事，认真回顾他们应用现代科学研究中医药、应用中医药、开展中西医结合临床研究的不平凡历程。这些院士、大家都在各自的专业领域里作出了非常突出的贡献，王振义院士在白血病治疗中引入中药砒霜，让急性早幼粒细胞白血病成为世界上第一个可被治愈的白血病；韩济生院士首次用现代科学方法向世界阐述针灸镇痛原理；孙燕院士应用现代免疫学方法查明扶正中药促进细胞免疫作用的机理，等等。希望能够通过对西医大家的采访、他们对中医药的真知灼见及在中西医结合领域创新成果等中医药故事，进一步增进广大医务工作者对中医药的认识和认同，推动更多的西医学习中医药知识，吸引和感召更多人员投入到中医药和中西医结合的临床实践与研究中，促进中西医相互学习、相互尊重、相互欣赏、相互协作、共同发展，一起把中医药这个祖先留给我们的宝贵财富继承好、发展好、利用好。这也是我们策划这套丛书的初心与初衷所在。

《西医大家话中医》在内容上呈现传统医学和现代医学的交融，在出版形式上也紧跟时代潮流，创新设计了"访谈影音再现""中医药场馆全景参观""人体经络 AR 展示"等线上拓展模块，借助网络信息技术，将本套丛书打造成为可听、可看、可学的融合出版物，为读者提供内容丰富、形式多样的知识服务。

图书的编撰出版，是一项系统工程。在本丛书的策划、组稿、编辑、出版过程中，我们得到各方面大力支持。受访院士、大家都高度重视、倾力支持，做了大量精心细致的准备，百忙之中抽出时间接受访谈，畅谈对中医药的认识、与中医药结缘的心路历程、开展中西医结合的心得体会、对中医药传承创新发展的建议；有关省级中医药主管部门、受访专家所在单位等给予大力支持，协助提供相关资料；采访组全体成员不辞辛劳，查阅资料，制定采访提纲，逐一对 10 位院士采访。特别令我们感动的是，第十三届全国人大常委会副委员长、中国红十字会会长、中国科学院院士陈竺欣然为本书作序，并高度评价这项工作的重要意义和本书的价值；中国科学院院士、国医大师、中国中西医结合学会名誉会长陈可冀，人民英雄、中国工程院院士、国医大师张伯礼，中国科学院院士、中国中西医结合学会名誉会长陈凯先，满怀深情专门为本书作序。在此，全体编写人员向他们表示衷心的感谢和崇高的敬意。

由于时间紧迫，书中疏误之处，敬请广大读者提出宝贵意见和建议，也期望更多人关注中医药、研究中医药，共同为中医药传承创新发展建言献策。

2023 年 9 月

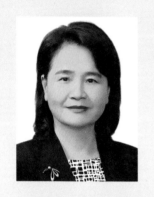

余艳红，女，研究生学历，医学博士学位。曾任南方医科大学南方医院妇产科主任、副院长，南方医科大学副校长、校长，广东省人民政府副省长。现任国家卫生健康委员会党组成员，国家中医药管理局党组书记、局长，全国妇联副主席（兼）。

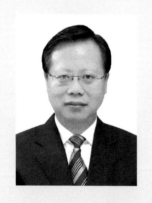

秦怀金，男，研究生学历，医学硕士，管理学博士学位。曾任卫生部办公厅副主任，国家食品药品监督管理局办公室主任，卫生部妇幼保健与社区卫生司司长，国家卫生健康委员会科技教育司司长、办公厅主任。现任国家中医药管理局党组成员、副局长。

目录

王振义

内科血液病学专家
中国工程院院士
国家最高科学技术奖获得者

从医执教75年，重视中医药在白血病诊疗中的独特作用，引入中药砒霜（三氧化二砷），使中国占领血液肿瘤治疗制高点，为世界肿瘤治疗贡献了中国方案。

与中医药的不解之缘	7
用"循证"研究中医药	18
与时俱进是中医药的发展方式	23
以开放的心态研究思考	29
"老马识途"育新人	31

韩济生

神经生理学家
中国科学院院士

与针灸的旷世情缘：首次用现代科学方法向世界阐释针灸科学内涵，为针灸真正走向世界作出突出贡献。

与针灸结缘	41
引进多学科技术揭示针刺镇痛实质	53
开拓针灸"大健康"领域价值	62
让针灸闪耀于世界舞台	72
让针灸研究再创辉煌	83

孙燕

肿瘤内科专家
中国工程院院士

内科肿瘤学的开拓者和奠基人，通过现代医学方法，观察研究中医中药在临床肿瘤学中的作用，在肿瘤的综合治疗上突出了中西医结合。

从"扶正中药"结缘中医　　　　　　　　96

中西医结合点在于临床高水平的
　　实践和研究　　　　　　　　　　105

中西医结合研究成果　　　　　　　　113

初心中的爱国情怀　　　　　　　　　120

汤钊猷

肿瘤外科专家
中国工程院院士

小肝癌研究奠基人，从事西医癌症临床50余年，一直同步用中医，他认为中华哲学思维是创立"中国新医学"的钥匙。

与中医结缘的亲身经历　　　　　　　126

对于中西医结合的深刻思考　　　　　130

中华哲学与中医药学的巨大价值　　　134

发展中西医结合的新医学是中国医学
　　发展的必由之路　　　　　　　　143

借助现代科技力量做好中医药科研　　150

宁光

内分泌代谢病学专家
中国工程院院士

在临床过程中，坚持中西医并重诊疗，充分发扬中医药特色优势，积极开拓诊疗思维，不仅关注前沿科技，更融入中医"整体观念，辨证论治"的思维模式，一人一方，一证一方，让"四高"稳步降低，减少反弹，更防止或延缓并发症的发生。

"瑞金"求学结缘中西医结合　　　　159

中西医结合防治糖尿病　　　　167

代谢性疾病患者的"新冠"
　防治建议　　　　173

促进中西医高水平融合发展　　　　177

附　录

访谈人简介　　　　189

数字资源获取方法　　　　191

中医药是个宝库，仅仅有宝库是不够的。我们这一代做了一点工作，更大的期望还是要寄予年轻的科学家们，希望他们在挖掘研究中医药宝库的工作中作出更大的贡献，造福更多患者，也实现自己的职业理想和人生价值。

王振义

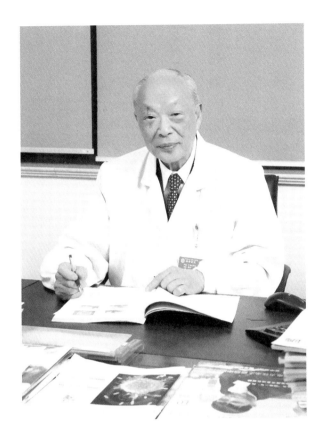

王振义

内科血液病学专家
中国工程院院士
国家最高科学技术奖获得者

从医执教 75 年，重视中医药在白血病诊疗中的独特作用，引入中药砒霜（三氧化二砷），使中国占领血液肿瘤治疗制高点，为世界肿瘤治疗贡献了中国方案。

王振义，1924年11月生，江苏兴化人。我国首批中国工程院院士、法国科学院外籍院士，著名内科血液学专家，中国血栓与止血专业的开创者之一，上海血液学研究所名誉所长，上海交通大学医学院及附属瑞金医院终身教授，国家最高科学技术奖获得者。

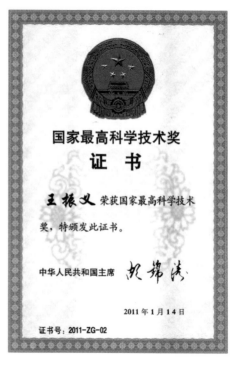

❖ 王振义院士荣获国家最高科学技术奖证书

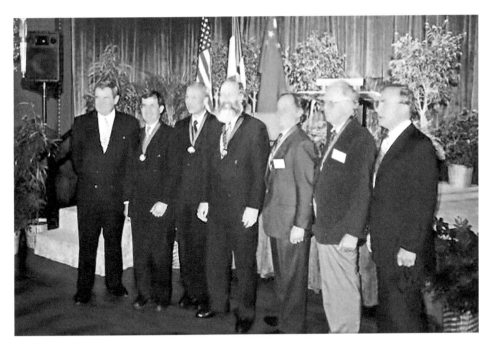

❖1994年6月，王振义院士获得凯特琳奖

　　从医多年来，王振义院士在国内首先建立了血友病A与B及轻型血友病的诊断方法。他开创性地提出了白血病的诱导分化疗法，在国际上首先倡导应用全反式维甲酸诱导分化治疗急性早幼粒细胞白血病，获得很高的缓解率，为诱导分化理论提供了成功范例。他关注、重视中医药在白血病诊疗中的独特作用，和学生陈竺、陈赛娟等与哈尔滨医科大学张亭栋团队合作，引入中药砒霜（三氧化二砷），通过对全反式维甲酸和三氧化二砷两药联合治疗方法的使用，使急性早幼粒细胞白血病，这个曾经最为凶险的白血病，成为首个可被治愈的白血病。该成果被誉为"上海方案"，并被指定作为一线经典治疗方案，使中国占领血液肿瘤治疗制高点，为世界肿瘤治疗贡献了中国方案。

　　1994年，王振义院士获得国际肿瘤学界的最高奖——凯特琳奖，并被评委会称为"人类癌症治疗史上应用诱导分化疗法获得成功的第一人"；他的相关论文获得国际权威学术信息机构ISI经典引

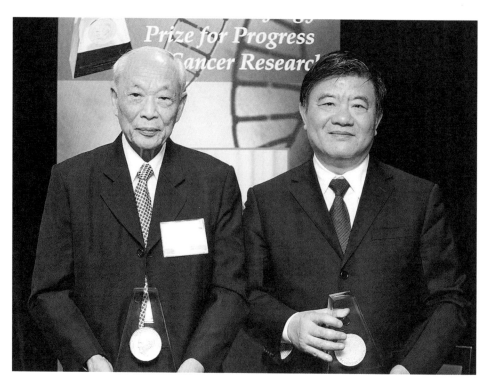

❖ 2012年，王振义院士和陈竺院士获得美国圣捷尔吉癌症研究创新成就奖

文奖，成为全球百年来引证率最高和最具影响的86篇论文之一。此外，他还获得了美国圣捷尔吉癌症研究创新成就奖、瑞士布鲁巴赫肿瘤研究奖、法国台尔杜加科学奖、美国血液学会"海姆瓦塞曼"奖、求是杰出科学家奖、首届"何梁何利科技奖"等。

这些年，王振义院士将上述诸多奖项获得的超千万元奖金几乎全部捐出。为了救治更多患者，他还放弃了为相关药品申请专利，使得该药能常年维持低价，且已纳入医保。

作为著名医学教育家，王振义院士在医学教育一线坚守已超过75年，先后承担过内科学基础、普通内科学、血液学、病理生理学等学科的教学工作，共培养博士22人、硕士33人。其中最为人所津津乐道的，是培养了陈竺、陈赛娟这对著名的"院士夫妻"，以及

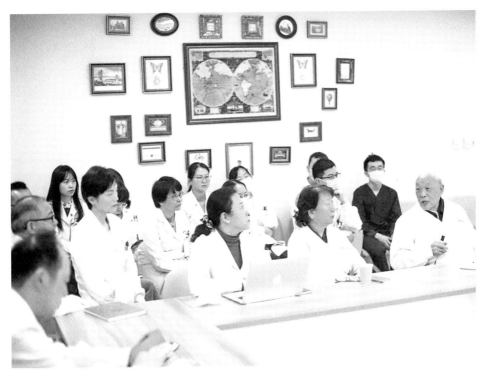

❖ 王振义（右一）院士主持"开卷考试"

"973"最年轻的首席科学家、中国科学院院士陈国强，造就了"一门四院士"的佳话。

如今，99岁的王振义院士仍然活跃在医学教育和人才培育的前沿阵地，通过自创的特殊的教学查房方式——开卷考试，继续为年轻学子答疑解惑，指导学生应对临床上遇到的疑难病例，帮助新一代医学人才茁壮成长。

此次，我们《西医大家话中医》访谈组很荣幸获得了与王振义院士面对面交流的机会，听王院士讲述几十年来在医疗临床、科研、教学实践中凝结的与中医药相关的故事和时光，畅谈对中西医结合的认识和思考，以及对中医药未来发展路径选择、重点领域、特色优势等方面的真知灼见。为了此次采访，王院士事前也认真地做了很多案头

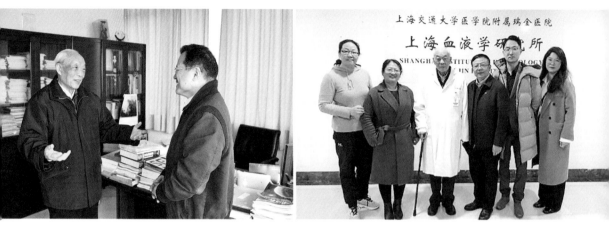

❖ 王振义院士与访谈组在一起

工作。当天，他带着自己查阅整理的厚厚一沓资料，来到约定地
点——上海交通大学医学院附属瑞金医院转化医学大楼，他的办公
室。一场面向大专家的请益由此展开。

与中医药的不解之缘

访谈人：王院士您好！感谢您愿意与我们交流对中医药的认识和思考。

王振义：我来讲中医药的话题，大家会不会觉得奇怪？主题是关于中医药的问题，但访谈的对象是搞西医的（笑）。

访谈人：乍一看好像是有点奇怪，但其实也不意外。因为很多德高望重的西医领域的大家都对中医药有研究，相关诊疗也涉及中西医结合，有的甚至长期致力于中西医的融合探索，做了很多很重要的工作，还产生了有价值的成效。所以很期待能借这个机会，听听您对中医药事业发展以及中西医结合的真知灼见。

王振义：好的。

扫码聆听王振义院士
与中医的不解之缘

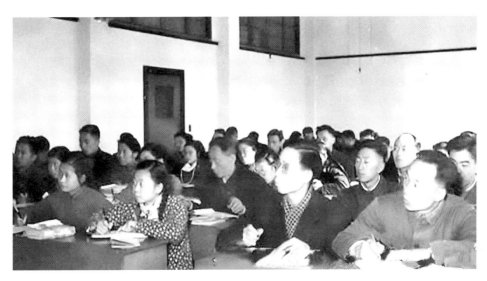

❖ 王振义（右一）参加中医学习班

起于"西学中"的中医缘始

　　尽管王振义一直接受的是西医教育，并且长期从事着西医的诊疗和研究工作，但祖国医学的博大精深在他看来，就是一个取之不尽的宝库，能够将中西医的精髓有机地结合起来，一定能够造福更多的人。他认为："中医很多理论都是实践得来的，中国几千年靠什么方法去看病？都是靠中医。所以，在中医里边包含着很多有效的方法，我们应该很好地整理一下。"

　　早在1956年，王振义就设想将"中西医结合治疗肝硬变和慢性肾炎"作为自己的研究方向之一。1959年上半年，他就积极响应毛泽东关于学习祖国医学的号召，认真学习了3个月的中医。由于他学习刻苦加之领悟力强，两周之后，就受命去为其他医生讲授中医知识。在接受这一任务之初，王振义还是有顾虑的。因为为时仅3个月的脱产学习，在中医理论和实践方面，他知道的还很少，现在要承担为医师和护士讲授祖国医学的重任，不免有些紧张。怎样才能完成这一新的任务呢？他清醒地认识到："在贯彻党的中医政策工作中，如果能尽自己的一份力量，帮助大家一起学好中医，即使紧张些，也是一件光荣的任务，况且我们有党的领导和支持，有许多中医老师为导师，我就勇气百倍，对完成这一任务有了信心。"由于中医师承的都是一些经典的东西，又略显玄奥，听起来比较抽象，王振义就在自己理解掌握要义的基础上，用现代西医的术语将其表述出来，力求把课讲得生动，使听课者既不会感到乏味，印象亦较深刻，更加便于理解和接受。

　　通过讲学，王振义对中医的理论有了进一步的认识："中医有些理论还得要发扬一下，特别是强调调和，阴阳要平衡。我们健康的身体就是靠调和得来的，不能过头，我们的人生哲学也是如此。人本来有私欲，这个私欲是对还是不对？没有对，也没有什么不对，看你怎么样对待和做。"

通过3个月的实践，王振义在这一新的教学工作中有了一定的收获和体会。他在《上海二医报》发表了《祖国医学讲课中的几点体会》，深入浅出地总结了学习中西医结合的经验，提出了"在中医老师指导下备课、适当结合西医的病症、多用例子解释祖国医学的理论、多讲机理以提高听课兴趣、突出重点不可贪多、系统直观巩固"等教学原则，深受医护员工的欢迎。

王振义认为，在中医老师的指导下进行集体备课，共同研讨如何教好课程，这是搞好祖国医学工作的关键。讲课所用的讲义，是在中医老师的指导下编写的。讲课中需突出哪些重点、举哪些例子等问题，都是经过担任讲课的西医师共同讨论而确定的，最后请中医老师进行修正。这样既增强了讲课效果，也不致发生重大错误。

听课者都是医院的医生和护士，具备西医的理论基础和临床经验。在讲课时，王振义结合一些西医病症，加上在临床上的体会，举些例子进行解释，帮助听者更好地理解祖国医学的理论，增加学习中医的信心和兴趣。

为了让听者理解中医的"实证""虚证"，王振义在讲课中列举了西医的急性阑尾炎和慢性腹泻的例子进行说明：急性阑尾炎的腹痛骤起，痛而不止，腹痛拒按，属于实证，故用攻法治之；慢性腹泻腹痛绵绵，喜按，久病，故属虚证，用补法治之。这样一讲，听者很容易地明白了"实证""虚证"的含义。

中医所讲的"中气"，比较抽象，是一种难以用言语来解释的功能。在中药的药理作用中，有升、降、浮、沉之分，重者沉降，轻者升浮。若仅仅从字面上来讲解这些理论，听讲者不容易领会。王振义就举了补中益气汤可治子宫下垂、胃下垂、脱肛的例子。中气得升，下垂的内脏也就恢复正常生理状态，具体地说明了"中气"之意义。补中益气汤的配方中有柴胡、升麻两味药，质皆轻，故有升提之功效。经过王振义这样讲述，听课者既易接受上述理论，印象也较为深刻。

随后，王振义被调往中医科学习、工作一年。期间，他专门做了有关"中医中药防治实验性动脉粥样硬化"的研究，写了"中西医结合的肾炎诊断"的讲义，完成了《祖国医学对紫癜症的认识》和《中医治疗紫癜54例的临床观察》两篇论文，并在《上海二医报》发表了《在讲课的内容中如何贯彻中西医结合》一文，大胆地提出了创立新医学派的设想，即设立中西医结合学科。文章指出，首先应该大胆设想，要有创立新医学派的雄心大志。在诊断方面的中西医结合，应当是把祖国医学的整体性辨证和现代医学的病理性诊断结合在一起，这样的诊断将是全面性的，是既有整体的综合性诊断又有局部的疾病分类、症状和病理的诊断。他提出，要做好中西医结合，必须先分析祖国医学理论体系与现代西医学有何异同，哪些是中医所独有的，是现代西医学所不及的。在肯定现代西医学的科学同时，把错误的观点加以纠正，把中医的优点融合进去。王振义还认为："中西医结合，既要有大胆设想，又要在具体问题上慎重研究和讨论，不可牵强附会，并且必须寻找必要的论证。"他特别强调："在讲课的内容中，要做到中西医结合得好，必须有临床实践的体会和总结，以及科学研究的大批资料，这样才可使中西医结合得自然、生动、不勉强，从而真正地达到提高教学质量的目的。"

这段学中医的经历，为王振义日后坚持把中西医结合的方法应用于临床打下了基础。在之后数十年的行医生涯中，王振义将祖国医学和现代西学医理论合二为一，将古代哲学思想与当代科学思想融为一体，做出了一定的成绩。

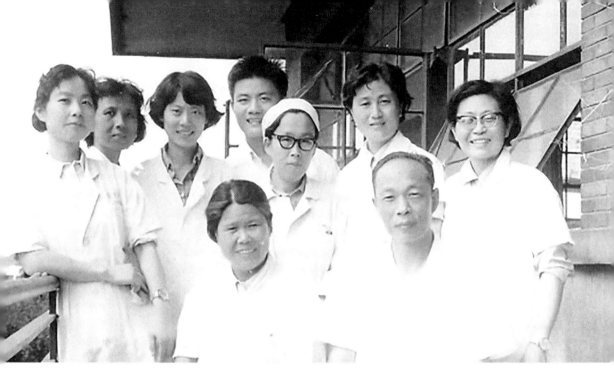

❖ 王振义院士和团队在一起（一）

访谈人：您带领团队在国际上首创的诱导分化治疗急性早幼粒细胞白血病的"上海方案"，不但在西医领域为人所熟知，在中医药界也有着很大反响。应该说，您是最为中医药界所熟知的西医大家之一。

王振义：首先要明确的是，提到"上海方案"就认为是我或者我们上海血液学研究所团队的功劳，这是不全面的。它不是个人的发明，是团队合作的成果。在这个团队攻关的过程中，特别是对于砷剂的应用，哈尔滨医科大学张亭栋教授团队从20世纪70年代起就开始了相关研究。不能因为我们所在的平台更显著一些，就以老大自居。我们各自有自己的特点，也共同付出了心血，进行了认真探索。

那段时期，我们的国家还处于一穷二白的阶段，医学科研的基础和实力还不够雄厚，从中医药的古老智慧和实践经验中寻找疾病诊疗的办法，既是由当时的历史条件决定的，也是个非常可行、有效的途径。

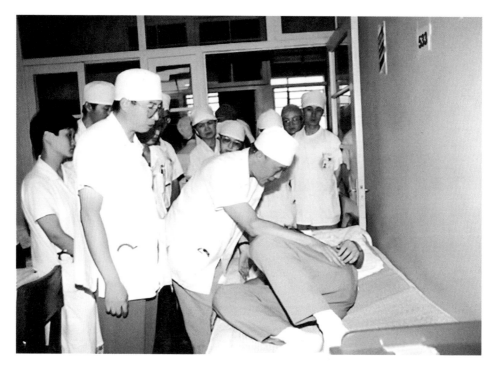

❖ 王振义院士和团队在一起（二）

访谈人： 那么回头来看，在"上海方案"中，传统中医药"以毒攻毒"的理念和疗法在白血病治疗领域实现了成功应用。您认为其中中医药扮演了什么样的角色？您如何评价三氧化二砷在急性早幼粒细胞白血病治疗中的作用和价值？

王振义： 中药的砒霜是一个混合物，它的主要成分是三氧化二砷，但同时还有其他杂质。后来我们就发现，砒霜里面的三氧化二砷是治疗起作用的主要成分。

中医里有"以毒攻毒"这样的理论。肿瘤是一个"毒"，我们又用"毒"的东西来治疗，所以时间久了，就被认为是"以毒攻毒"的一个典型范例。但是有一个事情要搞清楚，并不是说砒霜或者砷剂对所有的肿瘤都有效。到目前为止，在所有的癌种中，它只对急性早幼粒细胞白血病的治疗是有效的。我们还没有突破到可以有效治疗其他的肿瘤。因此，我认为不能因为这一个病种，我们就将肿

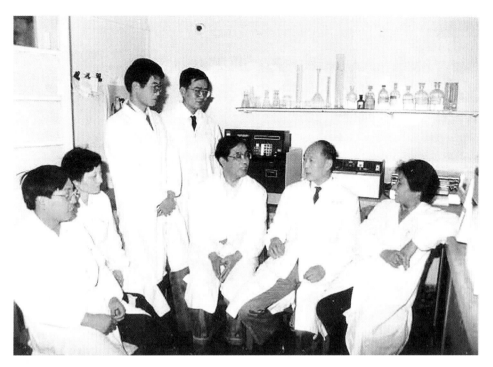

❖ 1989 年，王振义院士与血液科的同事一起讨论工作

瘤治疗和中医"以毒攻毒"的说法联系起来。这是一种误解。

"以毒攻毒"是中医的一个重要理论，但在没有充分依据的情况下贸然在其他肿瘤的治疗中"以毒攻毒"，也是危险的，所以要分清其中的区别，尊重客观、尊重事实、理性对待。

阅读延伸　揭示砒霜治疗白血病的内在机理

1994 年，陈竺、陈赛娟在一次国内血液学会议上遇到了哈尔滨医科大学的同行，无意间得知该校张亭栋教授早在 20 世纪 70 年代就将中药砒霜制成砷剂，通过静脉注射，对肿瘤特别是急性早幼粒细胞白血病具有明显的疗效。

然而我们知道，砒霜是一种剧毒的中药。中国古典名著《水浒传》中，潘金莲、王婆害死武大郎的药物正是砒霜。当时，学术界无法接受用一种剧毒药物去诊治疾病的做法。因此，多年来，张亭栋关于砒霜治疗白血病的发现仅仅应用于哈尔滨医科大学第一附属医院的临床治疗，始终没能得到更好地推广。

陈竺、陈赛娟回到单位，向王振义汇报了这件事。王振义脑子里立刻浮出了一个大问号：这可能吗？砒霜这么剧毒的药物竟能直接注射到人的血液里？假如真有疗效，又有什么科学依据呢？

由于王振义有学习中医的经历，第二个想法接踵而至：不可轻易否定！虽然砒霜是一种剧毒中药，但中医博大精深，在这个宝库中，有很多瑰宝是人类还不了解的。张亭栋教授在临床上进行了检验，取得了很好的效果，一定有其内在的科学道理。

于是，王振义、陈竺带领大家开始查阅资料，得知早在 2000 多年前的中医典籍和古希腊的医学记载中，都把砒霜列为临床用药，并提出"以毒攻毒"的观点。另外，19 世纪时，西医还曾使用砒霜治白血病。

王振义、陈竺决定深入了解下去，向这些同行请教，共同探讨。

1995 年，王振义、陈竺特邀张亭栋教授来访。面对主人的热忱与谦虚，张亭栋打消顾虑，把用砒霜治疗白血病的来龙去脉和盘托

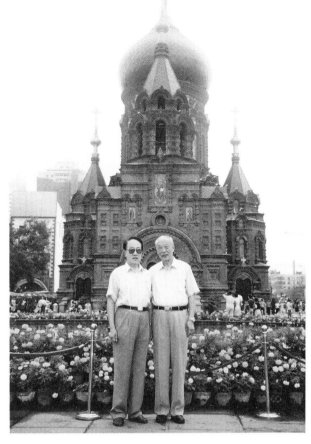

❖ 2001 年，王振义院士和张亭栋教授在哈尔滨合影

出：20 世纪 70 年代，身为血液科医生的张亭栋致力于研发治疗白血病的药物。当时，由于医学上治疗白血病的西医药物很少，张亭栋就希望在中医方面找出一些药物医治白血病。

1971 年的一个深秋，张亭栋带队去乡间采风，在寻找民间秘方、草药的过程中，发现民间曾经用一个秘方，其主要成分是砒霜、蟾蜍（俗称癞蛤蟆）身上的浆液，制成针剂后，治疗关节炎、皮肤病，甚至是各种癌症。

张亭栋经过试验比较，去除了蟾蜍，单留下砒霜，并从里面提纯出三氧化二砷（砒霜的主要成分），精制成亚砷酸注射液，先在动物身上做试验，摸准剂量后转向人体静脉注射与滴注，主治白血病。20 多年来，哈尔滨医科大学附属第一医院收治了来自全国各地 2000 多例各类白血病患者，发现砷剂对急性早幼粒细胞白血病效果最佳，完全缓解率达到 90% 以上。

听完张亭栋的讲述，大家都很吃惊。

"是不是不可思议啊，呵呵。"张亭栋意味深长地笑了笑。

王振义和陈竺摇了摇头，说："不不不，并不意外。这次请您来，就是想详细了解您的研究。现在搞清楚了，我提议我们双方进行科研工作。"

张亭栋顿时愣了一下。

王振义迎上前，紧握住张亭栋的手，诚恳地对他说："西医学解决不了的问题，您用传统中医解决了；但机理的深入研究，也是我们所关注的。既然临床有效，就一定有科学道理。作为医学研究者，我们应尽快从分子生物学水平方向将其突破，这样才能得到科学界的公认。"

陈竺和陈赛娟微笑着点点头，语气同样真切地对张亭栋说："让我们携手攻关吧。您做临床观察、研究病例、筛选病种、扩大治疗范围，我们揭示机理，好吗？"

用三氧化二砷治疗白血病无法得到医学界公认，这是张亭栋多年来的一个心结。眼前的 3 位同行不仅认同自己的研究发现，而且主动伸出手来合作。张亭栋终于找到了医学事业上的知音，多年的心结也瞬间被打开了。对于合作的意向，他欣然应允。

1995 年，陈竺、陈赛娟等人与哈尔滨的同道们组成科研攻关小组，共同开展科研合作。经过一年多的体外实验，发现砒霜不仅能选择性地降解引起急性早幼粒细胞白血病的致病蛋白质 PML-RARα，而且还会产生剂量依赖的双重效果，在较低剂量时诱导细胞分化，在较大剂量时诱导那些无法"教育改造"的癌细胞凋亡，使其走上"自杀"之路。

就这样，王振义、陈竺等人首次从分子生物学及基因水平，揭示了三氧化二砷诱导早幼粒细胞白血病细胞凋亡的机理。这一发现使得砷剂治疗白血病为现代国际主流学术界所接受，也使砒霜这个古老的药物，从之前不被学术界重视的"旁门左道"正式步入了现代药物治疗研究的主流行列。相关的首篇论文于 1996 年 8 月 1 日在《血液》杂志发表后，引起国际上很大反响，美国的《科学》期刊还为此发表专题讨论。

同时，更令人欣喜的是，三氧化二砷对全反式维甲酸耐药复发的急性早幼粒细胞白血病患者，不仅取得了 90% 的临床缓解率，而且其中半数患者无病生存达两年以上。进一步的研究证实，全反式维甲酸和三氧化二砷是通过不同的作用途径，使急性早幼粒细胞白血病致病的关键蛋白质发生降解，两药之间没有交叉耐药性，有产生协同作用的可能。2000 年，王振义、陈竺等率领临床研究者一起不断地优化治疗方案，将全反式维甲酸和三氧化二砷组合应用于临床。临床结果证明，急性早幼粒细胞白血病患者的 5 年存活率上升到 95%，获得了成人急性白血病治疗的最佳疗效。昔日死亡率最高的急性早幼粒细胞白血病，最终成为第一个可以可通过内科疗法基本治愈的白血病，得到国内外同行的高度评价。

2003 年，上海血液学研究所的学者报道，31 例初发急性早幼粒细胞白血病患者应用全反式维甲酸联合三氧化二砷治疗后，93.5% 的患者获得完全缓解，8 个月随访期内无一复发。后来，国内外大量研究也支持这一结论。2009 年，中国学者再次报道了两药联合治疗的长期随访结果：5 年总体生存率达到 91.7%，对于联合治疗获得完全缓解的患者 5 年总体生存率达到 97.4%。两药联合开拓了诱导靶向治疗的新途径。

2003 年，王振义获得了美国血液学会（国际公认的血液学权威学会）海姆瓦塞曼大奖时，被邀请在 6000 人的大会上做了关于白血病诱导分化和凋亡疗法的专题报告，国际血液学界特将此方案誉为"上海方案"。2008 年，在美国血液学会成立 50 周年之际，王振义被邀请撰写关于急性早幼粒细胞白血病的专题论文。2009 年，美国国立综合癌症网络将"上海方案"作为急性早幼粒细胞白血病的治疗规范。"上海方案"的问世，标志着肿瘤诱导分化机制与理论取得了突破性成就，提供了白血病治疗的全新思路与途径，为恶性肿瘤疾病的治疗做出了历史性的贡献。

用"循证"研究中医药

访谈人： 除了在"上海方案"中引入了砷剂，我们注意到，您还带领团队与中科院药物研究所合作，从中药生蒲黄中分离出有效成分，并阐明了其在防治食饵性动脉粥样硬化中的作用机制。这是不是意味着您非常看好这种从中医药中寻找古老智慧和治疗经验的模式？

王振义： 一个中药，说它有效，那么它的有效成分到底是什么？一定要搞清楚的。现在往往在这个问题上不少人不理解，认为中药就是中药，不应该把它研究分析得那么细。果真是这样吗？

很多人知道屠呦呦研究员关于青蒿素的研究。青蒿素就是有效成分，而不是整株草做药。青蒿素的研究过程又是怎样的呢？我查了一下资料。原来，以前在我国一些疟疾多发地区，当地的老百姓染病后会用中药青蒿来治。怎么治呢？他们把青蒿的汁液绞出来喝，发现效果不错。

这就是中医药研究的第一步：首先要确信有效。

这种治疗经验被古代的中医记录下来。屠呦呦研究员关注到相关记载后就对青蒿进行了研究。一开始，她用的是传统中医药常用的水煎的方法，发现好像没有效果。再拿中医书来反复看，发现不对，当时记载老百姓用的是新鲜青蒿挤出来的汁。她就怀疑是高温煎煮的时候把有效成分破坏了，于是改用了乙醚低温提取。后来的结果大家都知道了，我们国家的医药科技工作者终于研发出了青蒿素，并且弄清楚了青蒿素的化学结构。

这就要注意中医药研究的第二步：寻找到它的有效成分，甚至进一步弄清楚它的作用机制。我认为，现在我们的中医药研究就应该走这样的路。

我们在研究动脉粥样硬化过程中发现，中医的理论中没有"动脉粥样硬化"这个概念。但是中医师通过对动脉粥样硬化患者的辨证，会发现一些中医的证候，比如血瘀等。我们从西医的角度就会思考，像血瘀这类概念，从物质的角度来讲究竟是什么东西？我们要将中医理论中的这些概念具体化。会不会是胆固醇？因为胆固醇摄入过度，会在血管壁上沉积，进而阻塞血管，导致动脉粥样硬化。

中医是怎么治疗这个病呢？就是采用活血化瘀的方法。这当中常用到一味药，就是生蒲黄。那么，生蒲黄的有效成分又是什么呢？具体起什么作用呢？我们就研究这个问题。人为什么会产生动脉粥样硬化？主要是饮食中胆固醇含量太高了。我们就开始做动物实验：把兔子分为两组，一组兔子喂食大量的高胆固醇食物蛋黄，另一组不吃蛋黄。对比后发现，吃了蛋黄的兔子跟不吃的兔子就有了区别，前者的血管斑块就很明显，不吃的就没有。这样，我们就在动物身上造成了食饵性动脉粥样硬化。接着，我们进一步研究，生蒲黄能起什么作用？我们与上海中药三厂进行合作，试制了主含蒲黄的中药制剂，投入临床试验，探寻中药蒲黄对冠心病患者的临床疗效。在此基础上，我的第一位博士研究生赵基从中药蒲黄中提纯了 4 种有效成分，并从出凝血、纤溶、内皮细胞水平，阐明了生蒲黄防治家兔食饵性动脉粥样硬化的机制，相关论文《蒲黄对内皮细胞 tPA 和 PGI 生成调节的缘起研究》和《蒲黄提取复合物的抗动脉粥样硬化效应》分别发表在《中华医学杂志》英文版和国外期刊《血栓研究》上，得到了国外同行的认可。这个有关中药的课题"中药蒲黄防治动脉粥样硬化机制的研究"，获得了国家教委 1989 年度科技进步二等奖。

为表彰在促进科学技术进步工作中做出重大贡献，特颁发此证书。

奖励日期：1989年7月

证书号：8909301

获奖项目：中药蒲黄防治动脉粥样硬化机制的研究

获奖者：王振义

奖励等级：二等

❖ "中药蒲黄防治动脉粥样硬化机制的研究"课题的获奖证书

通过科学研究，把循证的东西拿出来，这是我们中西医科研交流、互通、对话的重要途径。

我再举一个例子。有一种中药叫麻黄，主要含有麻黄碱等成分。我查资料发现，《中国药典》中收录有麻黄，《本草纲目》中说麻黄有"发汗散寒、宣肺平喘、利水消肿"的功效。那么是谁最早发现了麻黄碱的作用呢？他就是现代中药药理学研究的创始人、著名药理学家陈克恢教授。陈克恢出生在上海，年轻的时候赴美留学，立志用科学方法研究中药。20世纪20年代在北京协和医学院工作期间，他开始着手研究中药麻黄。他与同事合作，发现麻黄碱有拟交感神经作用。后来，他还从麻黄之中提取到了麻黄素和右旋伪麻黄碱等成分，并通过对麻黄碱的药理作用研究、临床观察，证明可以治疗过敏性疾病、干草热和支气管哮喘，还可用于脊椎麻醉，以防血压下降。可惜陈克恢教授已经去世了，否则他也是诺贝尔奖的有力竞争者。

访谈人：确实，像您方才介绍的，您和陈克恢教授这种研究模式，与青蒿素的发现有异曲同工之妙。在屠呦呦研究员获得诺奖后，您也被认为是最有机会获得诺奖的专家之一。我们是不是能由此得出结论，这种从中药中发现并提取有效成分单体的模式，是更容易为国际主流医学界所理解和接受的？如果对这些成功案例进行分析，给我们一些启示：一是证明中药或者其有效成分的确切疗效，需要高级别的循证医学证据；二是要让主流的现代医学界接受中医药疗法，要运用现代科技理念阐明其药物有效性的作用机理和物质基础。归结为一个词，就是"循证"。在您看来，中、西医学最终是否一定要

王振义：这样讲有一定道理。现代医学的核心是什么？就是循证，有科学的证据，能说清楚、讲明白。

毛主席曾在对西医学中医作出的重要批示中提到，"中国医药学是一个伟大的宝库，应当努力发掘，加以提高"。我是参加过西学中培训班的。当时主要有两种形式，一种是在职的学习，另一种就是集中脱产学习。我当时是很愿意来学习中医的。为什么呢？因为我过去听到中医是有效的。我就觉得多学一些医学知识和技术，能够更好地做好医生。

在学习中医当中，我体会到很多。

首先，中医药的理论、术语和概念，像肾、心、肝、脾胃、肺、气、瘟、寒热、亏虚、阴阳等，有些虽然跟西医名字一样，但含义不同；有些则是西医没有的。这要怎么理解？我举几个例子。比如，中医常讲肾亏，肾亏的人常常表现为乏力、气色不好，脉象、舌苔等也会有相应的表现。中医讲，肾是先天之本。但是我在学习当中就体会到，中医讲的这个肾跟西医讲的肾并不相同。再比如说，伤寒，西医可能想到的是伤寒杆菌，这跟中医的伤寒完全是两个概念。还有"气"，中医常常讲气血两虚，我在学习当中就体会，这个"气"可能指的是能量，是代谢旺盛程度。中医理论中还有个基本概念，就是阴阳。阴阳又是什么……我在学习中医过程中，慢慢领会这些概念怎么样用西医来解释。我想，把这些用

在"循证"的语境下展开对话、建立互信？

现代医学的语言解释清楚，是很有必要的，也是中医和现代医学的同行、中医药界同仁与国际医学界沟通的基础。

再有就是中药的量化不够精确规范。比如，一些中药的研究报告有抗病毒作用，但是非常可惜，剂量方面提得比较笼统，没有研究太深。还有一个普遍现象，就是患者去看中医，同样的病，不同的中医来看，处方药味和剂量都不同。

此外，要掌握循证医学研究的方法。你们知道在国外的杂志上面发表中医药的文章有多少？这个量是很大的。这说明国内外很多人都在研究中医药。这其中最重要的是什么？就是要有事实，不能是虚的。我在一些国际知名医学学术期刊上看到有国内中医药研究人员做的循证研究，得出了让人信服的结果。我们讲中医是个宝，就要学会证明它是个宝，让这个"宝"不是一句空话。

当然，这些观点只是基于我个人的观察，不一定就对。大家都要对自己的研究和观点留有余地，不要以为自己就绝对正确。要听得见人家讲话，即使不认同，我也要想一下他的话是不是有一定道理。

与时俱进是中医药的发展方式

访谈人： 我们可不可以理解为，您的令人赞叹的研究和成果，背后有一个很重要的因素，就是您和您的团队成员作为西医专家，却对于中医药、中西医结合抱持着浓厚兴趣和开放心态？您这种对中医药、中西医结合的认知和态度从何而来？您刚才提到您的西学中经历，我们很感兴趣，您觉得要做好这项工作，是不是要以西医大夫能听懂的方式来讲中医？现在国家还在倡导新时期的西学中，您觉得是不是也应该让能中会西、中西医融汇得很好的专家来做老师？

王振义： 这就牵涉思想传统。要改变思想传统不是容易的事情，是一个循序渐进、逐步用事实证明的过程。我觉得关键不在于怎么讲，而在于要抱着怎样的心态做交流学习、互相促进这件事，对中、西医都是如此。

我现在 99 岁了，但是总的说还在努力追求进步，昨天晚上还查了许多材料来准备今天的采访。只有谦虚谨慎、不断学习，才能不断进步。

访谈人： 关于刚刚咱们谈到的这些观点，您跟中医药界人士有过交流吗？

王振义： 不瞒你说，在有些问题上，大家的观点确实有些不一样。我的一些看法比如中医药研究的方向，也有些中医药界的医生、研究者不认同。个别人认为这就是放弃中医药理论，会陷入民族虚无主义。我说不是的，我们都是搞研究的，不能固守几千年以前的理论。中医药也是要随时代发展和进步的。其实从古至今，我国的历代中医药人从来没有放弃对中医药的研究、提升，也基于各自时代新的情况对中医药进行了提升和完善。典型的例子就是从中医药理论诞生后，很多朝代都涌现出了对中医药进行进一步阐释的名家。与时俱进，也是中医药一以贯之的发展方式。

但总的来说，过去中医的理论是比较抽象的而不是具体的，结合我们这个时代研究方面的新情况、新进步，还可以做很多工作。

访谈人： 我们能不能这么理解，中医药学有它的古典权威在。但即使不依赖于此，您也认可中医药是个"宝藏"，因为它是重要的经验医学，有长期的大量的人用经验，这是中医药最宝贵的价值。但

王振义： 是的。但是你要晓得这里边有一个问题：我们现在很多的研究工作的目的是什么？不可否认，有一些人学医有赚钱的需求。当然，这当中有个人的价值取向。同时，也要看国家的投入支持，能不能为那些甘坐冷板凳做基础研究的人提供必要的保障。因为有可能研究一个中药就是一生，哪怕搞清楚了，最后也不发财。这就是基础性研究工作。这个现实是我们科研工作者一生中会遇到的一个问题。要让我们的研究人员能够心无旁

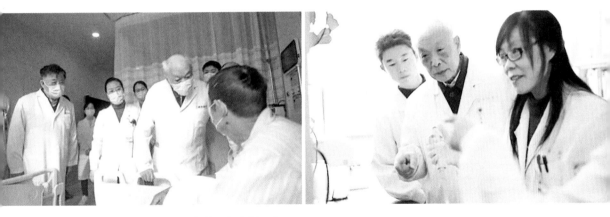

❖ 王振义院士已99岁高龄，仍坚持工作

是这个"宝藏"呢，在很大程度上还处在"黑箱"里，需要做扎扎实实的基础性工作，把这个"黑箱"打开，这个工作就是循证研究。在过去，可能囿于研究方法手段、科技水平等因素，没有能力进行大规模的循证研究，但中医药发展到现阶段，相关技术、科研规范也有了相当的提升，我们就应该趁势而上，遵循当代循证医学的原则来做这些研究、证明工作。

骛地献身于科学，而不是献身于钞票。

这是现实，我们不要否定现实。就我自己来说，我是非常幸运地学了医，从医后收入有保障，研究也得到了单位、国家的支持，所以我可以安心地工作、搞研究。

有人觉得，王医生你有那么重要的研发成果，又得了那么多大奖，有那么多奖金，你大概是个亿万富翁。这么想的人有他的道理。但事实上，我的研究成果没有申请专利，得的奖金也都捐出去了。对，我不贪，能够衣食无忧、安心工作，我对这种生活已经很满意了。

清贫的牡丹——追求卓越、淡泊名利，这是我人生当中最主要的准则

对于名和利，王振义从不轻蔑它们。他认为，"名"就是荣誉。每个人都想得到别人的褒奖和认可，验证自己的成功，所以，争取"名"无可厚非。"利"，就是金钱。人要生活，首先要有这个物质基础。要想让自己生活得更好一些，那就需要多挣些钱。因此，想得到"利"、赚更多钱也是正常的事。但是，王振义从不过分重视名与利。他说："人生中，钱够用即可，别人褒奖也不过是对自己过往的肯定。所以，太多的名和利不是人生的真正意义，甚至有时候会成为生命的负累。我认为，人生的价值在于为人类做了些什么事情、做出了怎样的贡献。"

王振义特别强调，作为医生一定要淡泊名利、勤劳务实。王振义用全反式维甲酸治疗急性早幼粒细胞白血病取得成功后，获得了国际肿瘤医学研究领域的最高奖"凯特琳奖"。当时就有外国记者问：您为什么没有申请专利？王振义的回答是，申请专利的目的就是为了保护自己的权益。当患者需要看病，但又付不起医疗费用时，作为医生就要从患者的角度出发，应免费给他看病。有的医生为了挽救患者的生命，在关键时刻，甚至慷慨解囊，予以资助。我始终恪守我在毕业时的誓言："余于任何患者，绝不索其力所不逮之诊金，并愿每日牺牲一部分时间，为贫苦患者免费之诊治。余于正当诊金外，绝不接受不义之财。"

王振义认为："医生追求的是一种崇高的境界，为人类健康事业做贡献。捍卫生命是一种职责和义务，不计较名利得失，做医生就要有这样的思想境界，并且对名利要有正确的认识。搞科研也要

淡泊名利，得奖是一个机会，是大多数人一起工作的结果，不能归功于一个人。有的人为了追名逐利，弄虚作假，这是绝对要不得的。"

王振义把一切的名利都看得很淡。他将获得的 5 万美元凯特琳奖金做了具体安排。他拿出 2 万美元在国内设立"白血病诱导分化疗法基金"，专门奖励在这方面作出突出贡献的基础研究和临床研究人员，特别是刻苦钻研的年轻人。他还将剩余的大部分奖金奖励多年来在全反式维甲酸诱导分化治疗研究中辛勤工作的科研人员、自己的学生们和合作者，只为自己留下了很少的一部分。

有人曾经提议把基金改名为"王振义诱导分化疗法基金"。王振义知晓后，却说："我还是坚持'白血病诱导分化疗法基金'这个名称，不要叫'王振义基金'。我只是想以我菲薄的力量，培养更多医学事业的接班人，为白血病患者和癌肿患者造福，希望还会有别人增大基金数量，奖励更多的年轻研究人员。'凯特琳癌症医学奖'是上海第二医科大学、瑞金医院、上海血液研究所及本市和外地同仁们共同奋斗 10 余年所换来的。获得荣誉和奖金，是对我们科学工作者工作的认可，并不能代表什么。我只是一个普通医生，患者痊愈才是对自己最大的奖励。名和利不具有多大意义。"

话语虽然朴实无华，却体现出王振义崇高的思想境界。

在王振义院士的客厅正中，挂着画家胡日龙送给他的画作《清贫的牡丹》，每逢亲朋好友到家做客，他都会将这幅画介绍给大家。"牡丹嘛，一般都象征着荣华高贵。我们每个人总是要追求卓越，如果一个人没有这样的动力，我想他不会不断努力。所以，追求卓越就是要追求牡丹花中的这种高贵、这种荣华……但我的这幅牡丹不像一般牡丹那样大红大紫，而是粉白中带红，很恬淡、淡雅，表达的是清净向上的意思。做人要有不断攀高的雄心，但又要有一种正确对待荣誉和自我约束的要求与力量，对事业看得很重，对名利看得很淡。追求卓越、淡泊名利，这是我人生当中最主要的准则。"

王振义是荣获国家最高科学技术奖的著名科学家。对于获得国家最高科技奖，他依然很淡然："对待这个荣誉得一分为二地看。一方面，很想获奖，因为荣誉是对自己的肯定；另一方面，获奖是一个过程。我一直说自己是'清贫的牡丹'，我要做好一个'牡丹'，追求最好、最高。但是这个荣誉得通过自身努力，用正当方式得到，这一点很重要。"

胸膺填壮志，荣华视流水。"清贫的牡丹"是王振义虚怀若谷、淡泊坚定的人生观和价值观的真实写照，也揭示了这位德高望重的科学家的成功之道。

以开放的心态研究思考

访谈人：这样的精神境界，值得每一位科研工作者学习。刚才您举例研究，从现代医学的角度来说，都是非常规范、高级别的循证研究。但是我们也注意到，近几年"循证医学"也在暴露出一定的局限性。很多其他的研究方法也在崭露头角，比如真实世界研究等，被认为更符合中医药特点。在您看来，今后中医药研究一定要照搬整套循证医学，还是在遵循循证医学"力求客观、排除偏倚、明晰判定疗效"的思维和原则下，可以寻找并建立更适合中医药自身特点的方法？

王振义：研究中医药的途径有很多。像我所讲的研究到中药成分，把化学结构、药理作用也搞清楚，这是最高的。同时，用中医治疗以后有效，中医跟西医结合后对比比单纯西医效果好，这个也是一条路。

但是在这个过程中，我们还是要着力解决一些问题。比如量化的问题，中药质量一致性的问题，还有中医理论用科学语言阐释的问题，等等。

COMMENTARY

Cell Research (2007) 17: 274-276
© 2007 IBCB, SIBS, CAS All rights reserved 1001-0602/07 $ 30.00
www.nature.com/cr

Back to the future of oridonin: again, compound from medicinal herb shows potent antileukemia efficacies *in vitro* and *in vivo*

Guang-Biao Zhou[1,2], Sai-Juan Chen[1], Zhen-Yi Wang[1], Zhu Chen[1]

[1]State Key Laboratory of Medical Genomics and Shanghai Institute of Hematology, Ruijin Hospital Affiliated to Shanghai Jiao Tong University School of Medicine, 197 Ruijin Road II, Shanghai 200025, China; [2]Guangzhou Institute of Biomedicine and Health, Chinese Academy of Sciences, Guangzhou Science Park, Guangzhou 510663, China

Cell Research (2007) **17**:274-276. doi: 10.1038/cr.2007.21; published online 10 April 2007

❖ 王振义院士团队关于冬凌草甲素治疗白血病的研究论文

访谈人：您刚才提到，哪怕在交流中，您有时候跟其他人的观点不完全一致，但是并不妨碍您愿意在中医药领域继续充满热情地探索。这是不是也提示我们，应该对中医药抱持开放的态度，不要因为不同就否定？

王振义：这个问题事实上非常简单。大家标准不一样，所以观点不一样。不管是中医还是西医，都有比较谦虚、愿意倾听他人意见、对不同的意见愿意思考的人。大家都应该开放一些。但是对于确实不可调和的观点，也不必强求，要多些耐心，也要努力做推动交流、理解的工作。

"老马识途"育新人

您曾经说过，自己是一匹"老马"，已经不能拉出来与年轻人一同在赛场上遛了。但您这匹"老马"识途，还有很多成功的经验和失败的教训要留给年轻人，让他们少走一些弯路。我们也确实看到，您在教书育人方面也取得了令人赞叹的成就。从"一门四院士"到近年来您通过独创的"开卷考试"带教年轻人。在这一过程中，您对中医药的热情和探索是否影响到了他们？

王振义：我得纠正你一个看法。不要以为一个老师的学生中出了3个院士，这个老师就不得了。这里面有很多因素共同起作用。如果那个时候没有改革开放，没有恢复研究生招生，我可能就不会有陈竺这个学生。如果没有国家支持他们出国学习，以及后来支持他们的相关科研，或许也不会有后来的那些成果。不是我培养了他们，是时代、国家给了他们机会，也是他们个人的努力成就了自己。我很幸运，在与他们合作的过程中也学到了很多。

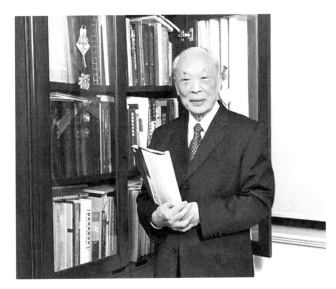

❖ 王振义院士在办公室查阅文献

访谈人：我看到陈赛娟院士在一篇回忆录里提到，研究生阶段您带她和陈竺院士的时候，第一课就是到图书馆告诉他们要看书。我们现在发现，陈竺院士对中医药书籍似乎就有很深的涉猎。我记得在屠呦呦研究员获颁诺贝尔奖之前的几年，陈竺院士就在中国中医科学院参加活动时高度肯定青蒿素研究的重大价值。他还复盘了整个研究过程，甚至在那时就提到，研究的关键性的线索来自晋代葛洪的《肘后备急方》。能看得出来，陈院士很熟悉这本古籍，他还即席讲了很多书中记载的古代免疫学方面领先于西医的开创性实践。爱看书，爱看中医药书的习惯，是受您影响吗？

王振义：让他们去图书馆看书，是那个时期我的经验和方法。我觉得作为一个学生不看书不行，所以只能跑到图书馆去。但是现在就不需要了，因为要查什么，一上网马上就能查到。所以，年轻一代的学习比我们那时候要方便多了，手段也多得多了。还是那句话，要与时俱进，眼光要开阔，不要局限。

中医药是个宝库，仅仅有宝库是不够的。我们这一代做了一点工作，更大的期望还是要寄予年轻的科学家们，希望他们在挖掘研究中医药宝库的工作中作出更大的贡献，造福更多患者，也实现自己的职业理想和人生价值。

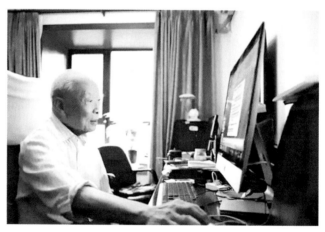

❖ 王振义院士在家中工作

（陈挥 安宁 崔芳 闻朝君 田伊琳）

杏林春满、桃李成蹊！

上海交通大学医学院举行
"致敬王振义院士从医执教 75 周年"座谈会

为大力弘扬教育家精神，引领全院师生医务员工以王振义院士为榜样，躬耕教坛、救死扶伤，2022 年 11 月 30 日，上海交通大学医学院"致敬王振义院士从医执教 75 周年"座谈会在上海交通大学医学院附属瑞金医院举行。

第十三届全国人大常委会副委员长、中国红十字会会长、中国科学院院士、上海交通大学医学院名誉教授、附属瑞金医院终身教授陈竺，上海交通大学党委书记杨振斌，上海交通大学原党委书记马德秀，中国工程院院士、国家转化医学研究中心（上海）主任陈赛娟，中国科学院院士、海南医学院院长、上海交通大学医学院原院长陈国强，中国工程院院士、上海交通大学医学院附属瑞金医院院长宁光，中共上海市委副秘书长燕爽，上海市教卫工作党委书记沈炜，上海市教委主任周亚明，上海市卫生健康委党组书记、主任闻大翔，上海交通大学党委副书记、上海交通大学医学院党委书记江帆，上海交通大学医学院党委副书记赵文华，上海交通大学医学院附属瑞金医院终身教授、原院长李宏为，上海交通大学医学院附属瑞金医院终身教授、上海交通大学医学院原院长、上海交通大学医学院附属瑞金医院原院长朱正纲，上海交通大学医学院附属瑞金医院终身教授王鸿利，以及来自全国各地的血液学专家代表、上海交通大学医学院师生医务员工代表、王振义院士救治的患者代表等参加座谈会，座谈会由上海交通大学医学院党委常委、附属瑞金医院党委书记瞿介明主持。

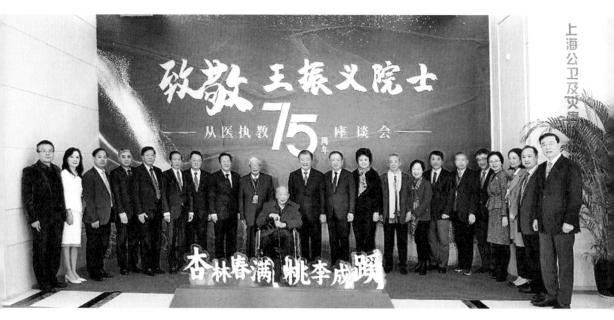

❖ 王振义院士（左10）与参会人员合影

王振义院士自1948年以来，长期致力于血液学领域的研究及临床工作，开创了白血病和肿瘤的诱导分化疗法，是一位人民的好医生；王振义院士又是一位人民的好老师，他培养了一代又一代德才兼备的医学人才，创造了"一门四院士"的传奇，作为导师，王振义院士共带教了33名硕士、22名博士。

陈竺谈到，自己和陈赛娟有幸成为王振义院士的"开门弟子"。他回忆起王老师当年亲自带教，手把手辅导的场景，至今历历在目。让他印象最深刻的是，王振义院士曾说过，一个人的学术经历总是由低到高，随着情况的变化也会有所下降。所以要一代一代传承，使得这条抛物线叠加上升，最高点始终是向上的。正是这样的信念让王振义院士培养扶持了几代血液学领域的中青年才俊，推动我国基础和临床血液学与相关学科发展进入国际先进行列。

在现场，王振义院士非常感慨，他回首99年以来，自己完成的任务是对患者负责，王振义想到最近的一个患者是"开卷考试"里遇到的，诊断的整个过程如同从事血液学专业的3个阶段，一是血栓与

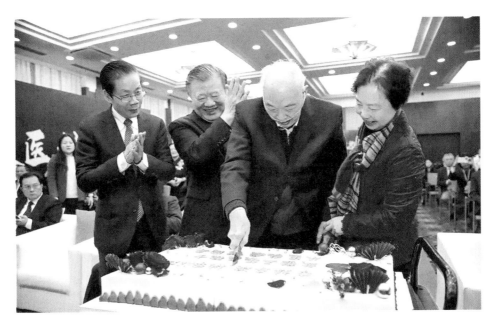

❖ 陈竺院士、陈赛娟院士、陈国强院士为王振义院士送上祝福蛋糕

止血，二是白血病的分化，三是疑难病例的分析。每一个阶段，王振义都潜心钻研，还让学生去国外学习先进的医学知识和理念，将自己和学生的所思、所想、所学编撰成书籍。作为一名医生，他认为，应该尽可能汲取广博的知识，不要局限于自己的专业领域，这样才能更好地造福患者。

摘自上海交通大学医学院官网报道《杏林春满、桃李成蹊！上海交通大学医学院举行"致敬王振义院士从医执教75周年"座谈会》

传承千年中医精华
融通现代科学数据
说明疗效讲清原理
惠及百姓普世受益

韩济生
壬庚春

大家面对面

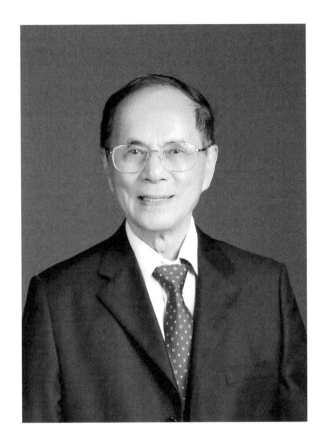

韩济生

神经生理学家
中国科学院院士

与针灸的旷世情缘：首次用现代科学方法向世界阐释针灸科学内涵，为针灸真正走向世界作出突出贡献。

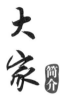

韩济生，男，1928年7月出生，汉族，浙江省杭州市萧山区人，中国科学院院士，北京大学医学部神经科学研究所名誉所长。1953年毕业于上海医学院医学系，之后在大连医学院生理高级师资班进修，又先后在哈尔滨医科大学、北京卫生干部进修学院、北京中医学院（现北京中医药大学）、北京医学院（现北京大学医学部）等单位生理系任教；1979年由讲师直接晋升为教授；1981年被聘为博士研究生导师；1993年当选中国科学院院士。1965年在周恩来总理指示，与同事和学生一起，形成一个科研集体，从事针刺镇痛原理研究。1972年以来从中枢神经化学角度系统研究针刺镇痛原理，发现针刺可动员体内的镇痛系统，释放出阿片肽、单胺类神经递质等，发挥镇痛作用；不同频率的电针可释放出不同种类阿片肽；针效的优劣取决于体内镇痛和抗镇痛两种力量的消长。研制的"韩氏穴位神经刺激仪（HANS）"，用于镇痛和治疗海洛因成瘾，有良效。在针刺镇痛的神经化学机理研究方面处于世界领先地位，在中枢阿片肽与抗阿片肽相互作用机理研究方面处于国际前沿，神经刺激疗法用于治疗海洛因成瘾开创出新领域。在国内外杂志及专著上发表论文500余篇。主编《中枢神经介质概论》《针刺镇痛的神经化学原理》《英文生理教科书》《神经科学纲要》（获国家教委科技图书特等奖）及《神经科学原理》等著作。获部委以上奖20余项，包括国家自然科学奖二等奖、国家科学技术进步三等奖、何梁何利基金科学与技术进步奖

等。1992 年获北京医科大学"桃李奖"，2006 年获北京大学首届蔡元培奖，2011 年获中国医学界最高规格的个人奖项——吴阶平奖。2014 年荣获张安德中医药国际贡献奖，他将奖金 50 万元捐赠给《中国疼痛医学杂志》。近日，韩济生院士荣获第二届谢赫·扎耶德国际传统医学奖（TACM2022 国际奖），以表彰他半个世纪来在针灸学术领域取得的丰硕成果及为全人类的健康作出的卓越贡献。在中国中医科学院研究员屠呦呦打开了诺贝尔科学奖的"闸门"之后，作为中国疼痛医学的创始人，韩济生的针灸镇痛原理，与王振义的恶性肿瘤的诱导分化疗法、吴孟超的肝脏外科新理论及疗法等一起，被认为是中国大陆继屠呦呦获奖之后，有希望获得诺贝尔生理学或医学奖的中国大陆科技成果。

1979 年，韩济生在美国波士顿国际麻醉药研究会上宣布："我们已经初步探明了针刺镇痛的神经化学原理，说明传统的中国针灸是有物质基础的！"首次用现代科学方法向世界阐释针灸科学内涵，为神秘的中华传统医术——针灸真正走向世界打响了重要一枪。几十年来，"针灸热"在世界各地持续升温，据世界针灸学会联合会统计数据显示，全球已有 183 个国家和地区使用针灸，针灸在 65 个国家和地区取得合法地位，闪耀的成绩单背后是像韩济生这样的科学家为针灸研究几十年如一日兢兢业业地付出。

韩济生——这位地道西医出身的科学家是如何与针灸结缘的？他研究针灸机制的半个多世纪曾经历过哪些事情？在他眼中，针灸是一门怎样的学问？他在科研实践中又是如何将神秘的传统中华医术与现代学科相结合的……为了解开这些谜团，《西医大家话中医》项目组专程拜访了韩济生院士，听这位 95 岁高龄的科学家讲述他 60 余载的科研之路和与针灸的旷世情缘。

求索奉献

山花烂漫

韩先生济生八十寿辰

学生韩启德敬贺

❖ 韩启德在韩济生院士八十寿辰时的题词

与针灸结缘

访谈人：您刚刚获得的第二届谢赫·扎耶德国际传统医学奖，是表彰您为人类健康作出的卓越贡献，这正应了您的名字——"济生"，您的父母给您取名"济生"是希望您学医吗？您是如何走上学医之路的？

韩济生：我出生在浙江萧山县的一个开业医生家庭。我的父亲从外国传教士那里学得一点医学知识，开了一家"百利诊所"行医谋生。我在家中排行第七，上有一兄五姊，后又添一弟。父亲自己没有接受过系统的医学教育，便希望自己的儿子长大能正规地学医，有更大的本事普济众生，所以起名"济生"，其中显然饱含着对美好未来的无限憧憬。

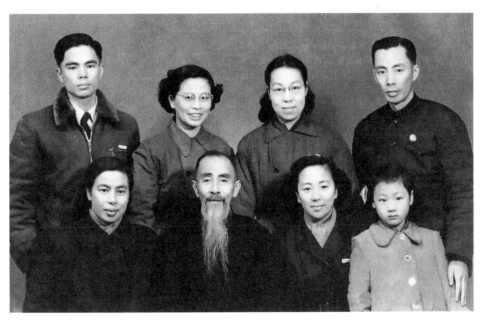

❖ 1948 年韩济生全家福
（前排：姐慧珍、父亲、姐曼丽、侄女冬冬；后排：韩济生、姐遥仙、嫂韵仪、兄幸生）

我的学医之路还有些曲折。因为经历了战争，整个社会都很动荡，我们家的境况也变得很窘迫。家里原来定的"规矩"是女孩学护士，男孩学医，但是当时大哥韩幸生已经在浙江大学医学院上学，学资不菲，如果我再学医，那时学医需6年，家中实在难以负担。当时家庭会议决定，让我报考容易就业的化工、纺织类轻工业专业，但我还是坚

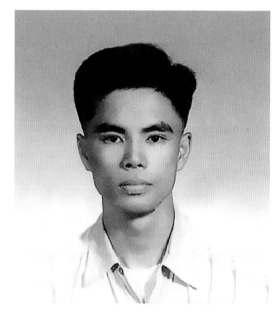

❖ 1952年韩济生于上海医学院大学毕业照

持要加报一个医学院。因为一是我小时候受父亲行医的熏染，感受过患者送来"神乎其技"这样的金字牌匾时医者的荣誉感；二是我10岁时，母亲在逃难途中因胆囊发病去世，总觉得如果有正常的医疗条件，母亲是决不会这样早离我们而去的。

就这样，我报了浙江大学化工系、交通大学纺织系和上海医学院医学系3个志愿。首先发榜的是浙江大学，从报纸上看到自己的名字后，我就迫不及待地搬了铺盖到杭州的浙江大学化工系报到，这满足了父兄们的愿望。因为战争后家道衰落，化工属轻工业，毕业后即使失了业，还可以开厂做牙膏、肥皂、雪花膏等，而且学制只有4年，经济负担不会太重，所以家里人都很高兴。但我更愿意学医，终于等到上海医学院发榜，竟然也榜上有名。我喜出望外，从浙江大学化工系搬了铺盖就坐火车去上海枫林桥国立上海医学院报到，住进了工字楼屋顶上的活动房子（帐篷式可移动房子）里，这时才觉得找到了自己的归宿。

最后发榜的是交通大学纺织系，这也是一个出路比较好、学制比

较短的学系。我默默祷告不要被录取，可以避免又一场与大人的讨价还价，但录取通知书还是寄到了家里。家里人都说上个 4 年的吧，好早一点毕业赚钱。父亲原本也希望我学医，无奈实在难以负担 6 年的费用。交通大学和上海医学院相隔仅几里路，我当时想的办法就是赖在活动房子里不走。等过了交通大学报到的最后期限，生米做成熟饭，我长长地嘘了一口气，终于可以学医了！

上海医学院 1947 年正取 30 名，备取 15 名，录取前 4 名有奖学金。我原本排名第五，因第三名有同学入学体检未过，自然递补为第四名，获得了奖学金，这样既学了医又没有增添家庭负担，可算两全其美，学医之路有了一个良好的开端。

访谈人： 您有这么强烈的愿望做医生，但最终却没有做临床医生而是从事了医学科研工作，后来还成为专门研究针灸作用机制的科学家。从临床到科研，这其中有什么特殊的缘由吗？

韩济生： 在上海医学院（简称上医）学习的 5 年（1947—1952 年）给我留下了美好的回忆，这是一生中知识积累最高效的 5 年。我们班是上医空前的班级，出了 4 名院士（沈自尹、吴新智、曾毅和我），这与上医优秀的教学质量分不开。在上海医学院附属中山医院实习的 8 个月中，我暗暗下决心要做一名外科医生。当时在各科轮转实习时，我在外科表现得非常积极，医生和护士们对我的评价也很好，他们说："你毕业以后就到外科来吧，我们欢迎你！"当时我想留外科肯定没问题了。

没想到由于国家急需医学人才，让我们这一届学生提前一年毕业。根据上级指示，我们班原则上一律不做临床医师，而统一分配担任基础医学师资，以便满足中华人民共和国成立后大量创建、扩建医学院校的需要。但在基础医学范围内，每人可以有一定的自主选择余地。尽管做一名外科医生是我的愿望，但我还是服从祖国需要选择了基础医学，当时报了两个志愿，第一志愿是生理学，第二志愿是药理学。我选择生理学主要是觉得很有意思。生理学是一门讲道理的学科，能解答进化、功能活动等很多问题，生活中的很多问题也能得到解释，比如为什么呛了水会咳？闻了胡椒或眼看太阳会打喷嚏？等等，都很有意思。选择药理学则主要是受张昌绍老师的影响。我的第一志愿得到了批准，被分配到大连医学院（现大连医科大学），去参加吴襄教授主持的生理高级师资进修班。研究生理学实际上也为我后来研究针灸机制打下了基础。

事后我才知道，实际上，班上也有少数同学分配去外科或其他临床科室，使我羡慕不已。不过今天回想起来，当时组织的决定和有限的个人志愿，似乎不能算是一种太坏的选择。我虽说不能直接去"普济众生"，做那"神乎其技""起死回生"的手术，但后来从事的研究工作也间接地为减轻患者的病痛尽了绵薄之力。

从1952年离开上海，短短10年中我经历了5次调动，1952年到大连，1953年到哈尔滨，1956年到北京卫生干部进修学院，1961年到北京中医学院，1962年到北京医学院。其间一直从事生理学相关研究与教学工作，这样频繁的调动，并不是出于我的选择，而是由于中华人民共和国成立初期医学教育建设的各种急迫需要。这一过程锻炼了我从头建设生理实验室的能力。在一系列调动过程中，我也在北京中医学院工作过一段时间，对中医有一些初步的认识，当时没想到会与针灸结下如此深厚的缘分。其实，对于我们那一代公民来说，服从组织调动是天职，除服从以外，当时的我从未有过独立设计未来的思考。

韩济生与北京中医学院的缘分

北京中医学院（现北京中医药大学）由国务院在 1956 年 9 月批准成立，翌年 1 月划归卫生部直接领导，是中华人民共和国成立后最早创建的 4 所中医院校之一，系全国重点医药院校。为了充实师资队伍，该校从全国各地延聘中西医骨干教师，除了中医教学外，还着手建设西医教研室及各种仪器设备，也调入了很多西医背景的教师，韩济生就是其中之一。

在北京中医学院，韩济生每学期要给药学系学生教生理课，包括讲课和实习。较之北京卫生干部进修学院后期的任务不足，这时的工作十分紧张。韩济生拿出了当年在哈医大大干教学的劲头，住在办公室。工作之余，韩济生与生理教研组主任刘国隆结成了互助组，韩济生教刘国隆英文，刘国隆则教韩济生电子学和电工学，组装半导体收音机，十分融洽。当时所学的电子知识和技能，后来都派上了用场。

韩济生的业务水平和勤奋努力，大家有目共睹，所以后来北京医学院想调转他时，北京中医学院舍不得他。确定调转后，虽然韩济生只在北京中医学院工作了 1 年，单位还是对他的工作给予了高度的评价。

韩济生： 1962年，我被调到北京医学院生理系，是为了给王志均教授做助手，我也盼望能在王先生的指导下，在消化生理界大干一场。然而，1965年9月的一天，时任北京医学院（现名北京大学医学部，下文简称北医）党委书记彭瑞骢约我到他办公室谈点事。我带着疑惑的心情去了。彭书记说："你有没有听说过'针麻'（针刺麻醉）这件事？"我说："没有。"于是他从头解释这个新事物：做手术不要用麻药，只要在穴位上扎针就能起到麻醉作用。现在领导指示要开展这方面研究，问我是否愿意参加。我摇头，表示不可理解有这样的事，太离奇，我也不愿参加。彭书记说他也觉得不可信，最好还是亲眼去看看。

第二天清晨，我们乘车到北京郊区通县结核病研究所。所长辛育龄教授是从苏联留学回来的胸外科专家。他亲自执刀，为一位青年女工行肺叶切除术。躺在手术台上的是一位青年女工，双手、双腿上各插有10枚针灸针，全身总共40枚。有4位针灸医师，各负责一个肢体。在统一号令下，每位医生轮流在相应的位置上捻针，场面颇为壮观。从辛主任操作手术刀切开皮肤开始，我们密切注视着患者的表情，没有见到任何皱眉之类的痛苦状，让患者用弯曲的麦秆吸食橙汁，她也坦然应命。我们问医生是否给了她麻醉药品，回答是没有。这个场面深深震撼了我，至今记忆犹存。

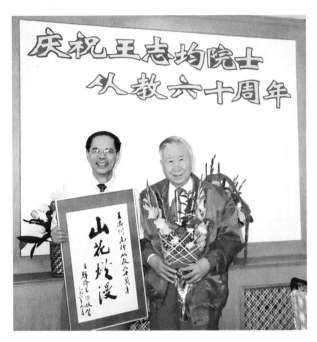

❖ 1995年韩济生（左）祝贺王志均老师从教六十周年

　　我认为，只要针刺切实有效就一定有其科学道理，一时讲不出作用原理没关系，总是会找出原理的。不必彭书记再动员，我当时就表示愿意做这个研究。

　　事后彭书记说明，是柬埔寨西哈努克亲王到北京大学第三医院（北医三院）看了针麻手术，极为兴奋；周恩来总理指示卫生部部长钱信忠，如果讲不出道理，应该抓紧做研究，讲出作用原理。卫生部这才向部属医学院（包括北京医学院、上海医学院等）布置此项科研任务。北医党委曾经动员生理学领域内的高年资教授来做此研究，未获允诺，才找到我这名讲师来接受这项任务。那年我37岁，在从事消化生理研究，而针刺属于中医系统，麻醉属于临床范围，对我来说，变化跨度似乎太大了！但是我想，"养兵千日，用兵一时"，毕业12年，何止千日，现在国家有需要，难道不应该站出来贡献一点力量吗？！

　　北京医学院基础医学院总支书记许鹿希更是对我慰勉有加，说是

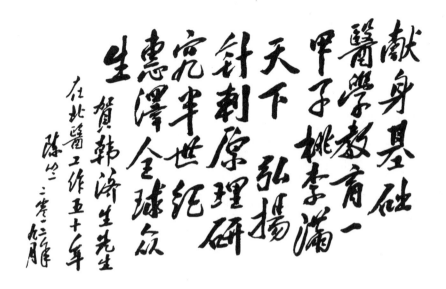

献身基础
医学教育一
甲子桃李满
天下 弘扬
针刺原理研
究半世纪
惠泽全球众
生

贺韩济生先生

在北医工作五十年

陈竺 二零一二年八月

❖ 2012 年陈竺为韩济生在北京大学医学部工作五十年题词

要在基础部建立一个跨学科的针麻研究组，统一调配人力物力，支持针麻研究。

于是，我依依不舍地离开了消化生理研究室，开始投身于针麻原理的研究。这个选择是领导安排与个人选择相结合作出的决定，当时没想到，这一锤竟定了终身，一干就是几十年！

访谈人：20 世纪 60 年代，针刺麻醉是非常神秘的，大家都能看到它有效，但谁也不知道背后的机制，也没有现成的研究路径可循。您是如何成功地找到可深入的科研路径的？沿着这条路，您取得的第一个重要成果是什么？

韩济生：只要是切实有效，就一定有明确的机制。怎么找到这个机制？当时很多研究局限于针灸学科本身，比如沿着经络找镇痛路径等，都没有太大收获。我当时把针刺镇痛当作一个科学现象来思考，用规范的科学体系来解读它的机制。

实验室刚起家时主要就是3个人，我带着两位年轻同志一起干，基础部其他教研室的许多教员和技术人员也与我们共同战斗。我认为要知道"为什么"，必须先确定"是什么"，一切都需要从现象到本质。临床上，麻醉师习惯于应用药物进行麻醉，现在要用针刺来代替药物，自然称之为"针刺麻醉"（当时通常称为"针麻"）。然而实际上，与传统的药物麻醉不同，针刺下患者的意识并没有消失，只是痛觉变得迟钝，而使某些外科手术操作得以进行。在此过程中，针刺不仅能起到镇痛作用，还能对生理功能起到一定的调节作用。虽然，针刺的作用不限于镇痛，但是镇痛确实是针麻的核心和要素。

用科学体系研究针灸，首先要解决的问题是如何客观地测量痛觉。我知道在生理学上，钾离子的堆积可以引发痛觉，但怎么控制和测定钾离子呢？我们想了各种办法来测痛，在皮肤上又是火烫又是针扎，最后与北京航空航天大学的刘亦鸣工程师合作，想办法把逐渐增强的阳极电流施加于皮肤，通过电流把氯化钾溶液中的钾离子导入皮肤，引起皮下神经纤维兴奋，产生痛觉。经过反复试验、改进，终于做出了合乎实验要求的钾离子痛阈测量仪。

有了仪器，需要在人身上试用，我在学校上课时说："同学们，现在我们领了一个任务，研究针刺会不会产生麻醉或者止痛作用？为什么会有这些作用？现在我们需要有同学做被试者，看看痛觉会不会在扎针后变迟钝了。有没有人愿意参加？"同学们个个都举手，都非常热情地参加。

接下来，我们在实验室放了8张床，同时对8名受试者进行"针刺对人体皮肤痛阈影响"的试验。在194名正常人和患者身上，详细观察记录了针刺镇痛的规律。我们发现，针刺镇痛具有缓起缓降的特点。比如在合谷穴上连续针刺（提、插、捻、转）30分钟左右才能充分发挥镇痛效果（即痛阈显著升高），这在临床上称为"诱导

体验AR经络人

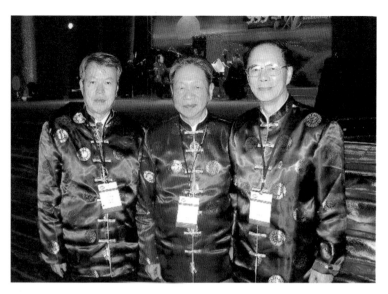

❖ 2002年韩济生院士（右）在第二次世界中西医结合大会上与
陈可冀院士（中）、刘耕陶院士（左）合影

期"。而且不仅在穴位附近扎针有镇痛效果，在全身都有明显的镇痛作用。待到镇痛作用充分发挥后把针拔出，镇痛作用并非立即消失。考虑到心理作用的影响，我们又设计了各种对照试验。

我这个人就爱画图，白天像工业生产似的，8个人躺在那里被测痛；晚上数据都汇总到了我这里。我就一把算盘、一支计算尺，计算、画图，没有人帮忙。白天大家做实验，晚上我统计。例数越多，统计曲线越光滑。当把停针后痛阈恢复的下行曲线画在半对数坐标纸上时，发现其斜率极为一致，成了一条直线，非常有规律。每16分钟，痛觉阈值降低一半，再过16分钟，再降低一半。看着漂亮的曲线图，我心里非常高兴：针刺镇痛的消失有其特定的半衰期，就像同位素衰变或体内化学物质的一级消除反应，这种现象难道不预示着针刺镇痛有其特定的化学基础吗？这意味着针刺能激发出天然的镇痛物质来发挥镇痛作用，一个可以预见的规律就在前方，这是研究针灸取得了第一个重要成果。当时我异常兴奋，真想把这些曲线和设想立即与同事们分享、讨论，但那时已是夜深人静时分，全楼早就空无一人了。

　　1966 年 2 月，在上海召开的第一次全国针麻学术大会上，我代表北医针麻组报告了这一成果，得到了时任卫生部部长钱信忠的表扬。报告完毕的当天晚上，我更坚定了要把毕生精力贡献给针灸研究事业的决心：一定要阐明古老的针灸疗法之所以能镇痛的内在机制。但是接下来的"文革"使这一心愿暂时搁置。

阅读 | 延伸　　# 儿子眼中爱画图的韩济生

　　父亲天生对数字敏感，记事本上密密麻麻记了很多数字。对一件事情或者实验结果的描述，往往不满足于定性表述，更喜欢用数据支持的定量表述。他有清晨出门散步的习惯，每天走多远、走多少步、用了多少时间，诸多数字，都了然于胸。近年来走路速度有所下降，在谈到这个问题的时候，他不是简单用走路快慢来描述，而是告诉我与 5 年前相比，现在在操场内圈 400 米跑道上快走一圈平均步幅缩短了多少厘米，走 400 米所需要的时间增加了多少秒钟。对数字的亲切感可能与他年幼时的成长环境有关。他曾经用自豪的口吻告诉我，小时候购置年货的时候，杂货铺的伙计面对柜台上一堆杂货，不用算盘，一边扒拉着腊肉、年糕、糖果，一边用眼睛数着屋顶的椽子，嘴里念念有词，一会儿就把账算好了，而且分毫不差。从那时起，在他眼中，数字就不再只是简单的 1、2、3、4，加减乘除，而是记忆力、运算能力、思维能力、综合能力的代称。也就是从那时起，他开始培养自己的数字记忆能力。而惊人的数字记忆和分析能力，也成为他在科研中的一把利器。

　　有意思的是，父亲虽然偏爱数字，但是在发表的论文和专著中，或做演讲的幻灯片中，总是喜欢用色彩对比强烈的图像来表达实验结果，而很少出现纯数字的表格。他也要求研究生和文章作者尽量用图来总结实验结果、说明问题。他认为图像能对实验数据进行更高度的概括，能给读者和听众留下更直观、深刻的印象，人们也许记不住一堆枯燥乏味的数字，却会对简单明了的图像记忆深刻。在做图的过程中，他把对数字的偏爱转化为对图像表达的偏爱，既表达了严谨的量化科学指标，又迎合了受众的接受能力和视觉习惯，同时自己也从中享受了科研的乐趣。他做的图千变万化、构思独特。根据作图目的不同，表达方式也各异。有时候，他用散点图标明每一只动物的实验结果，让读者最大限度地接触原始数据，对实验结果和可信程度作出自己的判断。有时，他会对原始数据进行多层次的运算处理以后作图，使感性认识升华为理性认识的更高层次，从而推导出更深刻的结论。有时，他会把无数次实验结果总结归纳为一张示意图，让读者对某一个领域的研究结果有宏观全面的认识。他曾经画过一张人体痛觉传导和针刺调节机制的示意图，脑内几十个核团及它们之间错综复杂的联系就像一张"联络图"，总结了团队几十人在几年中的工作，详细描述了这些核团和解剖结构在疼痛信号传导、加工、处理和调制过程中的作用。其中涉及的各种内源性因子，以及针刺镇痛的作用和部位也清楚地加以说明。这张联络图被纳入他主编的《神经科学》教科书，帮助无数刚入门的研究者掌握疼痛研究的最新进展，帮助他们在此基础上迅速冲刺科研新高峰。无论是给学生讲课还是做学术报告，父亲都能紧紧抓住听众，把关键问题表述得非常清楚，除了口才好和研究内容吸引人以外，他"多用图，少用表"的理念可能也是重要因素之一。

引进多学科技术揭示针刺镇痛实质

访谈人：原来针灸研究还搁置过一段时间，后来是什么机缘让您重返针灸研究的？您又是怎样带领团队克服困难、一步步展开研究，最后取得震惊世界的成果？

韩济生：尼克松访华后不久，针麻原理研究重新得以开展。1972年5月，支部委员范少光来找我谈话："老韩，针麻原理研究已经停顿6年了，再捡起来干怎么样？"我说："不敢！批判得还不够吗？"他解释说："周总理有指示，针刺麻醉光会做手术不行，还要讲出道理来。你放心大胆干吧，犯错误我们一起承担。"其实，我何曾忘却针刺释放镇痛物质的设想？！在我的设想中，已经把针刺在脑内释放镇痛物质的设想与中枢神经传递信息中"化学编码"的设想合而为一，很想利用已掌握的脑室注射等技术来研究针刺镇痛的神经化学原理。

此时，全国各地的针刺镇痛研究也开始恢复，当时比较流行的是针麻的电生理研究，但我下决心开辟另外一条道路，就是做针刺镇痛的神经化学研究，找到发挥镇痛作用的具体物质。此后20多年里，我一直住在集体宿舍，每周只回一两次家，平均每天工作十六七个小时。

研究中的困难是很多的，比如怎么证明针刺确实促使机体产生了镇痛物质呢？我认为可以从脑脊液着手，但是抽取脑脊液，测定其中的化学物质也非易事。庆幸的是，我闲置在实验室柜子里的脑立体定位仪正好派上了用场。其实这个脑立体定位仪是我们自己做的"山寨版"，跟随消化专家王志均教授做研究时需要这种仪器，但我没见过，就带了仪器修理厂工人到协和医学院探访，在确认了不能从国外进口这种高级仪器时，我们就自己做了一个，居然成功了。用这个仪器能随心所欲地控制兔子开始吃东西或停止吃东西，就像变魔术一样，当时引起了小轰动，很多人前来参观。后来我离开王志均教授团队开始做针刺研究，这个自制的立体定位仪就留在实验室的柜子里，当我们遇到测定脑脊液成分难题的时候，我就想到了它，也确实用它证明了针刺确实可使脑内产生镇痛物质。

还有一个困难令我印象深刻。当时我们查阅文献，发现5-羟色胺和去甲肾上腺素都有可能参与疼痛的调节，但具体是哪种物质还是很难确定。因为这种神经化学的研究思路在当时比较新颖，缺少现成的研究方法和设备。解决这个难题的契机是时任世界卫生组织副总干事朱章庚来北京医学院参观。当时，校领导陪同他到当时全校屈指可数、还在继续从事科研的针麻原理研究室视察，他看了我们正在进行的家兔脑室交叉灌流实验，既高兴又惊讶，当即表示："你们有什么需要，我愿尽量加以帮助。"听闻此言，我们喜出望外，表示希望要一些特殊的化学药品，作为研究的工具。他当即表示："请你们列出详细清单，越详细具体越好。"他会尽快替我们买来，寄给我们。当时全组同事以十分兴奋的心情连夜查阅文献，分析研究。①我们将5-羟色胺列为首要目标，选择了两种物质，一是生物合成5-羟色胺的前体物质（5-羟色氨酸），二是5-羟色胺受体的阻断剂（辛那色林，cinanserin）。②我们将去甲肾上腺素列为次要目标，也列出两种化合物，一是生物合成前体，二是其受体阻断剂。内心也想列出一张长长的单子，但又怕他觉得我们贪心不足，反而败事。次日我壮着胆子，交给领导。内心忐忑不安：这样天外飞来的好事，究竟是真是假？

时间飞逝，一个月，两个月……希望越来越小，疑虑越来越深。到了第三个月末，国际邮寄包裹终于来了，打开一看，就是我们订购的药物！后来就有了经验：从美国订购货物，海运的时间就需要整整3个月。由于获得了这些帮助，我们的研究也突飞猛进，首先确认了脑内5-羟色胺这种物质有镇痛作用，后来又确定了内啡肽、脑啡肽、强啡肽等关键物质。

总的来说，研究中遇到过很多困难，解决困难的方式就是将针灸研究纳入规范的科学体系，同时引进多学科的技术方法。比如我解决科研难题就运用了神经学、生理学、物理学、化学、数学等各学科手段。

1979年，我在美国波士顿国际麻醉药研究会上首次向世界展示了针刺镇痛的科学道理。我当时说："我们已经初步探明了针刺镇痛的神经化学原理，说明传统的中国针灸是有物质基础的！"实际上，成绩不是我一个人的，而是中国科研界各学科专家凝聚合力的成果。

尼克松访华与针麻研究

20 世纪 70 年代，除了"乒乓外交""熊猫外交"外，针灸作为一种外交手段在特定的历史时期发挥过重要作用。对于来自科技发达国家的外宾来说，适合现场演示的针麻手术看上去立竿见影，足以吸引西方人的眼球，是当时最合适的"宣传品"。

在 1972 年 2 月尼克松访华前，请外宾参观针麻手术已经成为中国重要外交手段之一。据上海外事记载，自 19/1 年 5 月至 1972 年 2 月初，单上海就接待了外国人士百余名。1971 年夏，在中美"乒乓外交"开始不久，《纽约时报》副社长、著名记者赖斯顿（James Reston）应邀访华，成为中美关系缓和后第一个应中国政府之邀到北京访问的美国记者。当时，赖斯顿"下腹部出现了第一次刺痛"。第二天，在周恩来总理的安排下，赖斯顿住进了北京"反帝医院"就医。周恩来总理请了 11 位医学权威给他会诊，最后由吴蔚然医师为其做了阑尾切除术。术后第二天，出现腹部胀痛。征得本人同意后，一位中医师为赖斯顿施行了针灸治疗。周恩来总理专程到医院看望了赖斯顿，安慰说经过针灸治疗后会很快康复，并答应了其采访请求。

结合自己的亲身体验，赖斯顿在住院期间写了篇短文《现在让我告诉你们我在北京的阑尾手术》，摘要在 1971 年 7 月 26 日的《纽约时报》头版刊登。这是美国主流媒体首次报道美国人在中国接受针灸治疗。报道意外地引起了美国公众对中国针灸的极大兴趣，随之而来关于针灸的新闻报道源源不断，引发了美国"针灸热"。

于是，针麻手术也被列入第二年尼克松访华团的参观内容。为了迎接这次参观，周恩来总理指示要做好充足准备。负责这次手术的正是当初韩济生第一次观看的针麻手术主刀医师辛育龄。

辛育龄曾撰文回忆当年的手术过程：中国针刺麻醉手术的成功对世界各国的医学家、生理生物学家，特别是麻醉学家是一个极大震动，有30多个国家的专家和新闻记者专程来中国参观访问。就在1972年2月初，北京结核病研究所接到外交部和卫生部通知，说周恩来总理指派叶剑英元帅亲自观察针麻肺切除手术，检查针麻手术的可靠性，为尼克松访华参观针麻手术做准备。卫生部选定由北京结核病研究所做针麻肺切除手术，但该所地处通县，距市区较远，不便接待外宾，于是让该所负责组织手术班子并带着患者到北京医科大学第三附属医院做针麻肺切除手术。于当年2月12日，我们在该院成功地进行针麻肺切除手术。在手术前叶剑英元帅接见我和周冠汉等针麻手术人员，对大家说："针刺麻醉的成功是中西医结合的典范，此成果对针灸学发展和中西医结合事业有促进作用。'针麻热'已传播到国外去了，使他们感到新奇。尼克松访华团提出要观看针麻手术，总

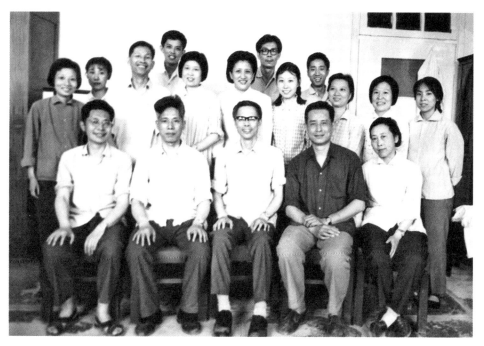

❖ 1972年北京医学院针麻原理研究组初创时期合影
　（前排左起：汤健、周仲福、韩济生、任民峰、于英心；后排是进修生）

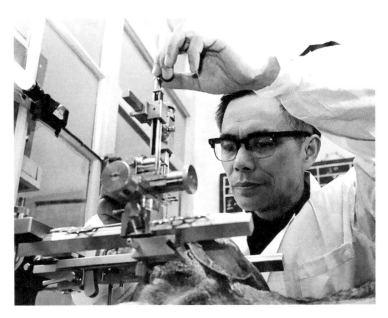

❖ 1974 年韩济生做兔脑立体定位手术

理指示针麻手术可让外宾看，但要有把握，只能成功不能失败，术前要做好充分准备，保证做到万无一失，所以今天我先来看看，百闻不如一见嘛。你们不要紧张，跟平时做手术一样……"

2月24日上午8点半，黑格将军（基辛格因忙于谈判没来）率领随团官员和美国新闻媒体30余人到达医院。外宾首先提出要观看手术的全过程，于是便让他们在手术前先同患者见面，查看患者在手术前没有用任何麻醉性药物，随即一同进入手术室。外宾非常认真查看患者的精神状态，从患者接受针刺穴位，捻针诱导到开胸手术。外宾看到患者神志清醒，平静无恙，没有痛苦的表情，便相互议论说：真是神妙！记者们反复询问了患者在术中的感觉，并将患者在术中呼吸、心律、血压等显示数据全部做了摄影和记录。术毕，患者坐在手术台上谈笑自如地回答记者们的询问。有记者问：您术中害怕吗？答：我相信医师们的手术技术能给我治好病，不怕！问：既然您在术中很清醒，那么您想过什么吗？答：我尽力同医师配合，把手术做好。问：您在术中紧张吗？答：在手术开始时有点紧张，但很快就过去了。问：在术中我们多次问您感觉如何，是不是对我们的打扰令您厌烦了？答：你们来看我做针麻手术，也是关心，我很高兴！

送走患者后，又进行了 20 分钟的座谈会，由手术医师答复外宾提出的有关针麻镇痛原理、针刺操作技术和手术患者的选择及准备工作。还有人提出针刺麻醉手术有无心理学因素、针麻同药麻相比有何优点、患者能否自己选择药麻或针麻、手术前是否曾服过麻醉或镇痛性药等问题。对上述问题，医师们如实地解释。尼克松总统的私人医师说："中国的针麻手术在美国早有传闻，多数人不相信。今天我们看了针麻肺切除的全过程，针麻的镇痛效果是真实的。"《纽约时报》记者也说："我不再认为是神话了"。最后黑格将军讲话："针麻手术效果令人信服，给我留下深刻印象。"

尼克松访华团的针麻手术接待任务按事先计划顺利完成，过程被美国记者们通过卫星向全世界转播，征服了美国民众，也征服了世界。这也正是中国当时在外交上最需要的宣传效果。之后，美国媒体对针灸的报道层出不穷，《生活》《新闻周刊》《时代》《人物》《时尚》《体育画报》《星期六周刊》，甚至《花花公子》等杂志都发表了关于针灸的报道，众多好莱坞明星、体育大腕及知名政客等现身说法，推崇针灸。尼克松访华后，国内已被停止多年的针麻原理研究有了转机。

访谈人："针灸"一词除了"针刺"外，还包括"艾灸"，您找到了针刺镇痛的科学机制，您是否也研究过艾灸治病的机理？

韩济生：针刺和艾灸是两种截然不同的操作，我们深入研究了针刺的作用机制后，也延伸研究过艾灸的机制。2009 年 7 月，伊鸣博士从伦敦大学学院毕业，加盟神经科学研究所，协助所里建设在体电生理学平台，并开展相关研究。从 2012 年 8 月开始，伊鸣博士与江西中医药大学陈日新教授合作进行艾灸原理方面的研究。

艾灸比针刺复杂得多。针刺是一种机械刺激，相对简单，而艾灸包括了热、药物和烟雾等更多影响因素。从神经通路的角度上讲，机械刺激和温度刺激通过迥异的神经通路上传至脑。机械刺激主要通过经典的体感通路（外周纤维、背根神经节、脊髓背角、丘脑、感觉皮层等），而温热刺激主要通过臂旁核、岛叶等与边缘系统联系密切的脑区上传。

我们从神经回路角度入手，首先了解与艾灸相关的脑区和神经通路。已有的结果支持了我们的想法，艾灸对边缘系统脑区活动的调控要比针刺更强。因此，从理论上说，艾灸对负性情绪、认知等和边缘系统关系密切的疾病的疗效应该不亚于针刺，甚至更好。当然，这一推测需要基础与临床研究跟进验证。

有趣的是，研究过程中的发现除了直接回答艾灸的中枢机制，还意外地为中医领域其他问题提供了新思路。举例来说，"同病异治"和"异病同治"一直是中医治疗的特色，而且得到了临床支持。这些临床现象一定存在科学基础，但之前多将之归结于"五行生克""稳态调控"等很虚的概念上。虽然疗效是肯定的，但机制解释难以被现代科学所接受。我们的研究发现，炎症痛中的伤害性温热刺激可以显著激活内侧隔核的胆碱能神经元，抑制其异常反应，从而逆转了慢性痛时前扣带回神经元的异常兴奋，并产生镇痛效果。奇怪的是，运动、认知训练、躯体温热等刺激均可以显著激活内侧隔核的胆碱能神经元，在慢性痛模型中也发挥镇痛作用，而并非加重疼痛。我们的研究证明：这一镇痛作用不是通过前扣带回，而是通过腹侧海马 CA1 区神经元来实现的。这一发现为神经环路研究提供了新的模式，即内侧隔核胆碱能神经元无论是被抑制或被兴奋，均可以产生镇痛效果，但两者是通过不同的神经通路实现的。同理，针灸的"同病异治"（同一种病可以用不同的方法加以治疗），其原理也有可能是不同的刺激模式，通过不同的神经通路，实现类似的行为学调控效果。

相反，同一条神经通路可能参与多种行为调控。例如，海马－前额叶皮层是边缘系统最受关注的通路之一，参与记忆、焦虑等行为调控。而我们在镇痛研究中发现，慢性炎症痛中海马－前额叶皮层功能连接度降低，与自发痛行为关系密切。而针灸可以显著促进海马区神经元新生，并提升海马－前额叶皮质功能连接度。因此，同样的针灸操作可以针对多种疾病（认知障碍、焦虑、慢性痛等）发挥治疗作用，即达到"异病同治"的效果。

总而言之，由针刺向艾灸方向的拓展，帮助我们打开了新的研究视角，同时也提示我们，从大量临床经验总结出的很多理论，是有可能通过现代科学方法加以阐释的，而且中间可能蕴含着对现代医学同样有巨大指导意义的新研究思路。

开拓针灸"大健康"领域价值

访谈人：没想到古老而传统的针灸与现代科学能碰撞出这么多火花。您研究出针刺镇痛机制的成果，是第一次向世界阐明了针灸的科学内涵，这非常振奋人心。除了镇痛，我们还了解到您还利用针灸帮助戒毒人员减轻戒断症状、降低复吸率，您是怎样想到要研究针灸戒毒的呢？

韩济生：我在搞清楚针刺镇痛机制之后，一直在思考针灸的应用价值和社会意义，后来我就逐渐锁定了戒毒、孤独症与不孕不育这3个方向。这3个方向都是大健康领域中的难题，也是关乎国计民生的社会难题，我和我的团队经过多年努力，也是取得了一些成绩。

我首先找到的路子是针刺戒毒。1990年的一天，我看见《人民日报》一条消息：我国吸毒现象在中华人民共和国成立前猖獗泛滥，1949年后几近绝迹，但在20世纪80年代死灰复燃，至1990年吸毒人数达到7万人，并呈现急速增长状态。此时我脑内立即闪现出鸦片战争的恐怖景象，难道旧戏又要重演？

吸毒是一个恐怖的禁区，作为中国科学工作者，我敢闯进这个禁区吗？我能做点什么来遏制这一"妖魔"发展势头？我转而又想到，如果针刺能使脑内生成与吗啡类似的物质（脑啡肽、内啡肽等），何不利用这些物质来替代外来的吗啡或海洛因，解除吸毒者的痛苦，救人于水深火热之中？

从实际应用来说，针刺治疗海洛因成瘾是有一定困难的。因为海洛因吸食者只要停药几个小时，戒断症状就会发作。即使立刻去医院求治，时间上也来不及。幸亏我们当时已经有了改进型的电针仪，即无针的穴位电刺激仪（韩氏经皮穴位电刺激仪，俗称韩氏仪），理论上如果给吸毒者配备一个便携式刺激器，只要自己把随身携带仪器的皮肤电极贴在穴位上，就可立即进行治疗，通过自身分泌的吗啡样物质，有望消除或减轻戒断症状。想到这里，我恨不得马上进行实验。

于是，我们首先在动物身上检验上述设想。我们有趣地发现：高频（100Hz）电针可以显著地减少戒断症状，低频（2Hz）电针也有一定效果，但作用微弱。这说明电针确实可以减轻戒断症状。在动物实验结果的鼓舞下，我们开始尝试将其应用于人体。

1992年吴鎏桢从成都中医学院获得博士学位，申请做我的博士后。我问他是否对针刺治疗吸毒者戒断症状有兴趣。他表示非常有兴趣，也有信心，因为他曾经遇见过这种患者，针刺有一定效果，可谓一拍即合。他来自西安，认为可以与西安戒毒所进行合作。临行时我对他提出要求：有无疗效，疗效好坏，不能根据主观评价，一定要有客观指标！经过1个月的实验，他观察到两个现象：一是吸毒者停药后的心率显著高于正常人，给予吸毒者韩氏仪（2Hz和100Hz交替的疏密波）持续刺激后，心率可逐渐维持低位，患者感觉治疗后心情由烦躁转为舒坦，换言之，韩氏仪的效果是"立竿见影"的；二是经过10天治疗，治疗组人员比不治疗的对照组平均体重增加了5kg，因为治疗组人员恶心呕吐现象显著减轻，食欲显著增

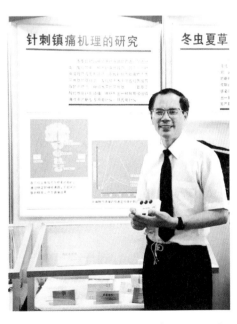

❖ 1991年第一代电针治疗仪（AcuTens）

加。看到这样的效果，大家在戒毒所内奔走相告，很多人纷纷排着队要求治疗。对于一个首次应用的治疗方法，能得到这样明确的效果，对我们有极大的鼓舞作用！吴鎏桢看到治疗组人员在主观上表达的满意和感激之情，加上客观上几个过硬指标，将喜讯传到实验室。整个实验室群情激昂，欢欣雀跃。韩氏仪戒毒成功了！

后来经过实验对比发现，高频率的针刺刺激对解除戒断症状最为显著，而低频率的针刺刺激对解除心瘾更有效。韩氏仪戒毒效果也被证明明显优于国外通用的戒毒法。1997 年，这种戒毒方法被卫生部和全国禁毒委员会选为有效戒毒产品。历时约 20 年，团队先后在陕西西安、广东湛江、海南、天津、北京、上海和广东中山开展治疗药物依赖（脱毒、防复吸）工作，建立了戒毒研究基地（所），进行"韩氏治疗法"的试验，较客观地反映了"韩氏治疗法"的实际效用。根据基地提供的报告，约三成的人出所一年以上未复吸，较之以往高居不下的复吸率而言，已经是一个不小的成绩。经多次尿液检查及用国际公认的注射纳洛酮的方法进行催瘾试验，均属阴性。在国际上，针刺戒毒也得到了认可。虽然早在 1972 年，香港医生温祥

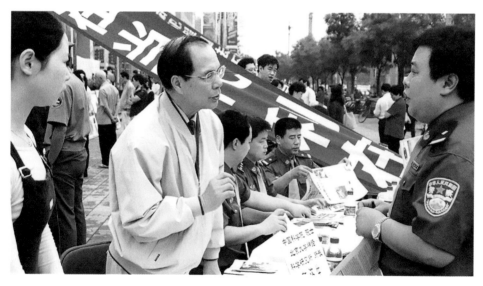

❖ 2002 年在韩济生院士在北京参加戒毒科普活动

来（Hsiang-Lai Wen）等就发明了耳针戒毒疗法；1974年，纽约林肯医院建立了耳针戒毒中心，但是他们用的是耳针和手捻针，结果难以重复。而我们用的则是电针，而且找到了特定的刺激频率，高频（100Hz）用于急性期戒毒，低频（2Hz）用于降心瘾、防复吸，真正掌握了针刺戒毒的科学规律。2005年1月，美国教科书《物质滥用》（*Substance Abuse*）第四版出版，以我为主负责编写了第四十九章针刺戒毒。2011年第五版出版，我与崔彩莲共同执笔针刺戒毒一章。

虽然有了这些可喜的成绩，但推广并不顺利，因为牵涉的问题很多，不单是科学问题，还牵涉许多社会学方面的问题，但团队仍为了针灸戒毒能惠及更多人而不断努力。

阅读|延伸 **戒毒不复吸奖**

在1999年时，消息传来说北京医科大学将与北京大学合并，教师奖金可能会提高。韩济生就和爱人朱秀媛商量，提前透支两年的奖金10万元。这笔钱并不是一个小数目，夫妇俩一点点攒起来，现在却要一下子拿出来。朱秀媛在听完老伴设立戒毒不复吸奖的计划后，一如既往地表示了支持。

朱秀媛曾将韩济生比喻为一台"双核电脑"：他花钱从来是精打细算，不懂得怎样过好日子。但有时候，这本"节约经"又会失灵，成为一个现代化的"透支"消费者。有一次他回家告诉我，北医与北大合并后，每年可以有5万元奖金，我们可以好好办点事。又一天，他想好了拿这笔钱办什么事，就是"预先拿出两年的奖金10万元，给用韩氏仪戒毒成功一年不复吸者奖励，每人

5000 元，总共 20 人。这一方面是奖励戒毒成功者，也是考验我们的戒毒方法是否确实有效"。我说："北大奖金只是一个消息，还没有影子，你怎么就想到透支去用？"他笑着说："先借一下花，还不行吗？人家国外先进方式都是这样，提前消费，这是时髦！"我心想：这个双核电脑也有失灵的时候。也许是一个核管节约，一个核管透支，轮流当政，随时调整，总得以达到他的理想为宗旨。既然要不断开发电脑功能，我对他的提前消费计划也就表示赞成！

韩济生将钱分成 3 份，第一年尿检阴性 12 个月，给 2000元；接着观察，第二年再尿检，一个月一次都是阴性，那再给2000 元；还有 1000 元给了戒毒所，因为他们要给戒毒者服务。最初，韩济生夫妇还担心奖金不知到什么时候才能发完，可是没想到的是，不到一年的时间，这 20 个名额全部发放完了。2002 年 1月，向 3 个基地的 11 人颁发了此奖。2003 年 1 月又颁发了第二次奖，即将 20 个名额（每名 5000 元）全部发出。其中有一名患者连续两年获得了戒毒不复吸奖。

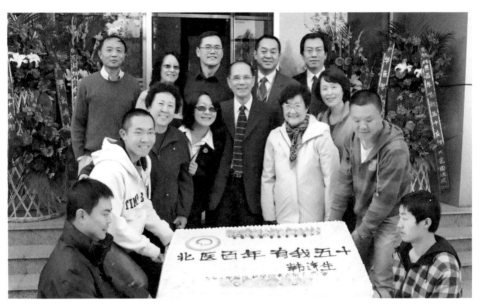

❖ 2012 年在韩济生院士在"北医百年有我五十"活动中与家人、学生合影

访谈人： 当您已经在针灸镇痛和针灸戒毒方面取得了丰硕成果，您并没有停下脚步，又开始了针灸治疗孤独症的研究。为什么您会选择研究孤独症这样一个当时都没有好办法治疗的"疑难杂症"呢？

韩济生： 2008年我从美国波士顿回到北京，赶上奥运会在北京鸟巢举行，我也过了80岁生日。当时我突发奇想，不能再固守针刺镇痛和针刺戒毒两大战线，应该试着把针刺应用到更广泛的领域。针刺镇痛和戒毒确实有意义，但是西医本来就有办法对付，针刺只是增加了一个手段，被称为"辅助和替代疗法（CAM）"。我们应该去找那些西医目前还没有好办法的病症，用针刺试一试，看能否起到独特的效果。

在多方思考和求教的过程中，我被一部电影《海洋天堂》感动了。一个爸爸带着一名患有孤独症的男孩一起生活，走投无路，绝望之余只有投身到大海中去求得解脱。孤独症肯定是神经系统出了问题，主要表现在社交活动能力缺失。查阅文献，我们已经知道脑内有一些化学因子与社交能力密切相关，如子宫收缩素（oxytocin，OXT）、精氨酸加压素（arginine vasopressin，AVP）等。如果能找到加速这些神经肽类物质生成和释放的密码，从内部增强这些内源性神经肽的功能，岂不是开创了治疗孤独症一个新方法！

正好我们有一个朋友，家里有一位孤独症患儿，是一个英俊少年。征得家长同意，我借给他们一台韩氏仪，用2Hz和100Hz自动交替运行的疏密波，进行穴位电刺激，每天1次，每周6次。这种治疗已经在无数人身上使用，用来止痛、促进睡眠等，从未发现过任

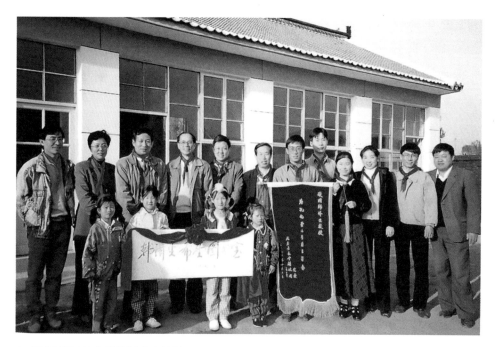

❖ 1995年韩济生希望图书室挂牌

何不良反应。最让人担心的是，一旦患儿不喜欢这种仪器而拒绝使用，就很难加以说服。试用的结果令人放心，患儿觉得这种仪器好玩，每到下午4点，他就拉着妈妈的手走向韩氏仪，要求使用。我们告诉家长，我们并不期望立即得到疗效，第一步目标是只要孩子爱用，就是最大的胜利。刚用了3～4周，患儿家长就有了反馈：①以前只吃一种食物——方便面，而且认定一种牌子的方便面。现在开始吃其他食物，如黄瓜、西红柿等都愿意试着吃。② 以前不敢带他进超市，因为孩子会随心所欲乱拿东西，有时与人发生冲突；现在可以放心地带他进超市了。光凭这样两条，妈妈高兴得不得了！对我来说，这是多么大的鼓励！我开始梦想：找一些专家、行家，扩大临床观察。

2008年春天，我联系了北京大学第六医院的黄悦勤、党为民、贾美香医师，北京宣武医院神经科王玉平医师，北京安定医院郑毅医师，解放军总医院邹丽萍医师，哈尔滨医科大学武丽杰医师，南京脑科医院王民洁医师，深圳北大医院贾少薇医师一起商议，开展韩氏仪治疗孤独症的临床研究，希望能为孤独症灰暗的家庭气氛带来一线春天般喜悦的光芒，因而将这一计划命名为"春光行动"。

经过一系列研究，韩氏仪对儿童的整体疗效令人印象深刻，尤其是对焦虑、挑食效果更好，行为学的改善和血液中"精氨酸加压素（AVP）"含量升高有显著相关性。在患者方面，对冷漠（无论怎么叫都不理）和被动（不会主动发起社交，但是可以被带着一起玩）类型有效，对主动但行为怪异（想社交，但其交流的方法别人接受不了）类型效果不好。

一晃孤独症的研究已进行了 10 余年，帮助了一些家庭，取得了一些成绩，培养了一些人才。虽然针刺治孤独症离进入临床实际应用还有距离，但目前来看这个方向是正确的、有价值的。

访谈人： 从镇痛到戒毒，再到孤独症，我们发现您总是勇于探索不同领域疾病的针灸治疗效果。那又是什么机缘促使您带领团队进军生殖领域，开启对不孕不育的研究呢？

韩济生： 原北医生理学教研室的李伟雄教授从事的是有关生殖生理的研究，后被调入卫生部任职，李伟雄的助手李潭留在基础医学院继续开展生殖有关的研究。当李潭得知我的针灸研究方向有向临床难题扩展之势时，便将韩氏仪介绍给他的好友、在山东济南工作的孙伟医师，建议用韩氏仪代替她正在应用的手捻针，用于治疗不孕症。应用后得到超乎意料的效果。2007 年 6 月，孙伟医师在李潭的陪同下与我见面，这次会面实际上是针灸理论研究者与生殖医学临床医学实践者之间的酣畅交流，大有相见恨晚之意，从此确立了我继续深入探索针灸临床研究的新领域——不孕不育。

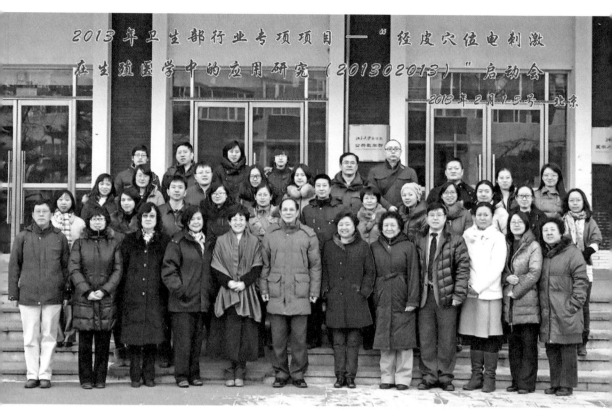

❖ 2013年卫生部行业专项项目启动会合影

　　研究证明，韩氏仪可以增加血液中的孕激素，促进子宫内膜整合素等分子的表达，促进子宫内膜胞饮突的生长，进而促进受精卵的着床。这两项实验结果给予我们很大的信心。随后，我们又分别启动了卵巢功能低下和弱精子症的研究。后来我们还发现在卵巢功能低下的研究中，韩氏仪强电流刺激组增加了雌激素水平，降低了患者的焦虑；而作为安慰剂对照的弱电流刺激组则促进了窦卵泡的发育并改善了卵巢血流。这个结果第一次让我们感受到，控制刺激强度非常重要。刺激强度并非越大越好，尤其是在长期干预时，弱电流刺激的效果积少成多，明显存在着累积效应。

　　虽然目前的结果尚在不断总结中，但韩氏仪已经得到很多合作医院的认可。全球最大的生殖中心湖南长沙的中信湘雅生殖与遗传专科医院已经把韩氏仪技术写入诊疗常规，每年有 3 万多妇女应用；中山大学附属第六医院、山东中医药大学第二附属医院、上海曙光医院、浙江大学医学院附属妇产科医院、武汉大学人民医院等都已应用于临床，并且对应用韩氏仪产妇的流产率、初生儿出生缺陷率进行统计，均显示高度安全，可以安心应用到生殖医学中。

韩氏仪向生殖领域的进军是一次真正意义的产学研结合，受到市场欢迎，不孕症家庭主动要求医生开具治疗处方，也说明这个研究方向顺应了民众，顺应了潮流，普济众生的理念真正得以实现，我也感到欣慰和满足。

让针灸闪耀于世界舞台

访谈人：目前全球已有 183 个国家和地区使用针灸，针灸在 65 个国家和地区取得合法地位，可谓全球"针灸热"。您是第一位向世界阐明针灸科学道理的中国学者，您第一次走出国门、站在世界舞台上讲述针灸机制时，心情激动吗？当时是一种怎样的情形？

韩济生：第一次出国的经历非常难忘，那是首届全国针灸、针麻学术研讨会后不久的一个偶然机会。我的夫人朱秀媛当时在中国医学科学院药物研究所工作，她的一位老师是宋振玉教授。1979 年，宋振玉教授接到以前的导师、美国药理学学会理事长梁栋材（E.Leong Way，美籍华裔科学家）的邀请，请他去波士顿参加国际麻醉药研究学会（International Narcotic Research Conference，INRC）年会。宋振玉教授已经多年不做相关研究了，就推荐我去。于是，我有了去美国参会的机会。会前，应美国国立精神卫生研究院（NIMH）考斯塔（E.Costa）教授的邀请，我顺访华盛顿进行学术交流。

离开北京那天，大雨滂沱，我的爱人朱秀媛也到机场送行。那时出国的人还很少，北京医学院的马旭院长亲自去机场壮行。第一次走出国门不免有些紧张，但我硬着头皮装出若无其事的模样与送行者挥手告别。飞机起飞后，马院长对朱秀媛说："韩济生这次是单枪匹马打天下去了！"他大概也为我捏了一把汗。

由于中美隔离太久，民间交往渠道少，互相了解不多，我初到美国就遭遇了尴尬：我到华盛顿后，住进中国使馆准备的宿舍，第二天电话约好，考斯塔教授开车来接我，要我在门口等。但是我不知道使馆门口不能停车的规矩，就站在玻璃大门之内等待，考斯塔开车转了几圈没见到我，只好找停车场停车，再步行进来，浪费了不少时间。这是第一次小小的误会，我体会到了"入境问俗"的重要性。

好在我在考斯塔实验室作的学术报告很成功，考斯塔很高兴，携夫人带我去考斯莫斯（Cosmos）俱乐部进餐。国际麻醉研究学会年会在波士顿海滨的鳕鱼角（Cape Cod）召开，还得坐飞机。因为以前没有中国大陆学者去参加过这个会议，有人觉得很新奇、很感兴趣，也有人认为中国人讲不出什么东西。虽然我有点紧张，但因为准备充分，英文也不错，以系统、深入和确凿的实验证据，证实了针刺能使中枢神经系统释放出具有镇痛作用的化学物质，令人信服。

演讲结束以后，全场响起了热烈的掌声。主持人——纽约大学的艾瑞·赛蒙（Eric Simon）教授对我说："从 1972 年开始我一直主持这个大会，你演讲所得到的掌声是我主持会议以来听到的最响、时间最长的一次。"

邀请我参会的梁栋材教授非常高兴，邀请我写一篇综述登载在国际《药理学和毒理学年鉴》（*Annual Review of Pharmacology and Toxicology*）。要知道这是一本药理学界顶级的综述刊物，不接受一般的投稿，只有某一领域权威性学者才有资格投稿，我不禁问他："我行吗？"他说："行！你写吧。"在他的鼓励下，我开始认真收集国内外资料，细心编写，生怕英文不好，给梁教授丢脸，后来趁着去瑞典进修的机会，邀请特瑞尼斯（L.Terenius）教授修改定稿。最后，文章《针刺镇痛的神经化学原理》终于在 1981 年送出，1982 年刊出。该文刊登后受到广泛引用，而且长盛不衰，截至

2016 年底被引频次仍然在 Web of Science 的针刺镇痛相关文献中排到第 8 位（共 369 次）。

大会结束了，我从波士顿飞回旧金山，又应邀到加州大学旧金山分校梁栋材实验室去演讲。作完报告，我准备按计划回国，没想到机票出了问题，需要等 1 周。当时我想既然耽误旅程已成事实，是否能利用这一周的时间，找个实验室请教一些科学问题？我知道美国加州有一所斯坦福大学，那里的药理系有一位哥德斯坦（Avram Goldstein）教授，是专门做阿片受体和阿片肽研究的。我随即请人开车直接找到哥德斯坦的实验室。未经预约，作为不速之客贸然来访，确实显得突兀。我只好自我介绍："我是北京医学院生理教研室的教员，从事针刺镇痛原理研究。我的科研假说是针刺可以产生镇痛作用，可能是由于它促进了大脑产生有镇痛作用的化学物质。您是研究吗啡样肽类物质的，这方面有何见教？"鉴于当时英国人已经从猪脑内发现了由 5 个氨基酸组成的脑啡肽，美国加州大学发现了 31 个氨基酸组成的内啡肽，都参与针刺镇痛。"您发现的由 17 个氨基酸组成的肽类物质强啡肽，不知道是否也参与针刺镇痛？"他听了这段故事，非常感兴趣，经过几个小时的讨论，发现我们之间科研思路的互补性极强。他当场决定给我几毫克的强啡肽（价值上千美元），还给了我强啡肽的抗体（无价）带回国，希望由此开展合作。这次会面结下了一份终生的国际友情。1987 年，哥德斯坦结束实验室工作后，把实验室的全部仪器、药品等用两个集装箱运到北京医科大学，无偿赠给我的实验室，还到北京为北京神经科学学会举办了长达 5 天的讲习班，把他毕生从事阿片肽研究的体会系统地讲了出来。

这次意外滞留还使我与在美华裔针灸师们有了一个交集。当时中国使馆介绍我暂居在一位侨领谢侨远的家中。谢伯了解到我是从事针刺原理研究的，喜出望外，问我是否能给旧金山（大埠）地区的针灸医师做一次学术演讲。我心想这有何难，欣然允诺。殊不知语言问题引发了困难。该地区针灸医师都讲粤语，不讲普通话，也不熟悉英语，而我不懂粤语。情急之下，谢伯找了一位懂英语和粤语（不懂普通话）的华侨做翻译。大家听完报告后热情高涨，纷纷表示："请把你的论文留下，我们要把你的论文精装保存，以后如果还有人说针灸不科学，我们就用你的论文给以反击。"一双双热泪盈眶的眼睛，一次次温暖热情的握手，点燃了我内心的自豪感。我真想立即将这种切身感受告诉在北京的同事和学生们：我们的努力和辛苦没有白费！

阅读延伸 首届全国针灸、针麻学术研讨会

1987年6月1～5日，卫生部在北京召开首届全国针灸、针麻学术研讨会。国内会议代表600余名，另外还有来自30多个国家和地区的150多位外国学者，是我国针麻史上规模空前的一次盛会。韩济生应邀在大会上作报告，说明脑内吗啡样物质在针刺镇痛中起着十分重要的作用。如果用吗啡受体拮抗剂阻断吗啡受体的作用，针刺镇痛效应大幅降低或消失。但如果针刺时间太长，镇痛作用会逐渐减弱，产生"耐受"。

在这次大会上，韩济生报告中谈到的针刺耐受现象是他与任民峰在1978年春节期间做实验时无意中发现的，这是对针灸临床规律的又一次有重要意义的探索。当时他们发现给大鼠电针的时间越长，镇痛效果越差，动物似乎对电针的作用产生了耐受。对电针耐受的动物，即使注射吗啡也不产生镇痛作用（交叉耐受）。而且，给有的老鼠扎针，一扎痛阈就升高，但有的老鼠，怎么扎都没效。他们就把扎针无效的老鼠（脑）匀浆做成提取物，抽出来注射到另外

一只老鼠的脑中，发现也使得另一只动物对扎针无效。从矛盾论的观点，他们设想是否此时针刺所释放的阿片肽的作用太强，因此体内产生了"抗阿片物质"，从而使针效降低？给老鼠扎针连续通电刺激6小时，让它的脑内产生大量的（设想中的）"抗阿片物质"，引起电针镇痛耐受，这时候再看它的脑中是不是有"抗阿片物质"。这个实验结果一个星期就出来了，发现里面确实有"抗阿片物质"。

访谈人：当时您在国际上作关于针灸的学术报告，影响力很大，类似"针灸外交"了。除了第一次以外，还有什么特别印象深刻的国际交流经历吗？请您结合具体的经历谈谈进行针灸国际交流的意义。

韩济生：那个时代，很多国外的科学家不了解中国，也不认可中国的科研工作。通过国际学术交流，首先是展现了中国科研工作的实力，是为国争光，当然也让世界科学界看到了针灸这门中华传统医学的独特价值，使世界上越来越多的人认识针灸、了解针灸、愿意尝试针灸，某种程度上也助推了全球"针灸热"，让针灸能走向世界，造福更多人。至今，我已访问过27个国家和地区，作过大小200多场学术报告，应该说，在各地都受到了热烈的欢迎。印象深刻的出国经历除了第一次，还有两次。

第二次印象深刻的是1997年，"针灸热"在美国愈烧愈烈，但美国国立卫生研究院（NIH）对针刺是否科学、是否有效还是下不了定论，遂于1997年11月3～5日在NIH总部召开有关针刺疗法的听证会（consensus conference on acupuncture），邀请医学界和社会各界（包括议员、律师和平民等）1000余人参加。大会报告分两类：一类是有关针刺的历史、法律地位等社会学问题；一类是有关科学问题。我被列为第二类中的第一个报告人（题目是"针刺镇痛的内啡肽机理"），后面还有来自上海医科大学的学者关于针刺促排卵和改善呕吐的两个报告。听证会取得了突破性成果，从此，美国政府和医学界承认了针刺疗法的有效性，针灸得到广泛应用；美国的医疗保险公司开始为这种治疗方式买单；美国将"针灸理论"编入供医学研究生研读的高等教材《物质依赖》；英国的皇家医院也开始推广"针灸止痛"疗法。我觉得，我和同仁们将针灸用西方医学界所能接受的科学话语推向了全世界。

从 1965 年接受任务至此次听证会，我用 30 多年的研究对周恩来总理的嘱托有了一个交代。1998 年是周恩来总理百年诞辰，天安门旁的中国国家博物馆举办了特展。我特地早起，来到天安门，在周恩来总理的像前留影纪念。我不时会拿出照片看一看，这似乎成为一种仪式。每次看照片，既是对前一阶段的总结，也是对未来的展望，鼓励着我继续沿着总理的指示向前走。

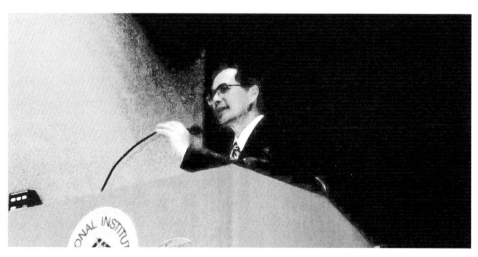

❖ 1997 年韩济生在美国国立卫生研究院"针刺疗法听证会"上做学术性报告"针刺镇痛的内啡肽机理"，具有重要历史意义

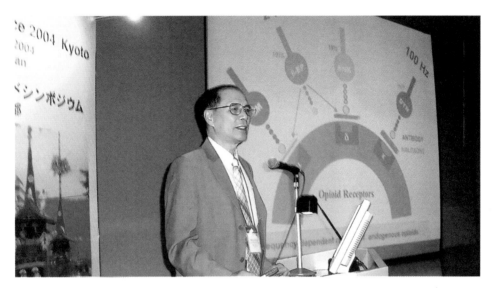

❖ 2004年韩济生在日本京都"国际麻醉药研究学会"上做"学会奠基人演讲"

　　还有一次印象深刻的是2004年7月国际麻醉药研究学会年会。其在日本京都召开，我受邀做学会奠基人演讲（founder's lecture）。国际麻醉药研究学会创建于1972年，学会规定凡是20世纪70年代参加的会员都有可能入选"奠基人演讲"候选人，这些人多已年过六旬。另一个不成文的规定是，在哪个洲开会，就从该洲选一人做此演讲。这次会议在亚洲召开，主要是从日本会员和中国会员中寻找，我有幸被选中。

　　1979年7月，我在忐忑中首次出国访问，就是去参加国际麻醉药研究学会年会，是第一次有中国大陆学者在该会做大会学术报告。当时我没想到自己会在25年后受邀成为奠基人演讲者，而且是在促使我发愤图强的日本。这次会上，我以"针刺原理研究四十年"为题介绍了北京大学医学部神经科学研究所的部分科研成果，赢得了很多喝彩。演讲前夜我思绪万千，久久不能平静：从1937年难民群中一个9岁儿童，历经千辛万苦，盼望抗战胜利，还我河山；到一个76岁的学者，站在日本京都学术会议的讲坛上，讲述中国针刺研究的故事。这难道不是标志着中国国际地位发生的天翻地覆的变化吗？！

瑞典之旅

　　除了以上 3 次出国经历，还有一次瑞典之旅对韩济生影响重大。自从发现针刺耐受现象后，韩济生及团队试图将导致"耐受"的物质提取出来，但是因为缺乏有效的生化手段，并没成功，只知道分子量在一千左右。从美国回来不久，韩济生获得了世界卫生组织的奖学金，有一个出国进修半年的机会。他选择了去瑞典乌普萨拉（Uppsala）大学药理系特瑞尼斯（Terenius）实验室，那里拥有世界一流的分离各种蛋白质的技术。

　　1979 年 9 月底，韩济生带着那些电针耐受的鼠脑提取物来到了瑞典，做有关吗啡耐受原理和内源性抗鸦片物质方面的研究。科研中缺什么方法就去学什么，这是韩济生学术研究的经验之一。到了乌普萨拉，韩济生租了一套公寓。当地有一位华侨订了《人民日报》，韩济生从另一位留学生那里转借看了几份一个月前的报纸，感到尤其亲切。其实在国内，韩济生并不是天天看《人民日报》，但在这里拿到旧报纸，每个字都读遍了才罢休。当收到生理教研组从国内寄来的信件时，他更是高兴，看了又看，读了又读。

　　为了节省车费，韩济生每天骑车去实验室。10 月底，乌普萨拉下了第一场雪，接下来几天，每天都有零星小雪。韩济生感到这里比北京冷，写信让家人寄帽子和棉鞋来，准备过一个漫长的冬天。每天下午 4 点以后，天就黑了下来。实验室的人说，要看风景就夏天来，做工作要冬天来，因为夏天很多人休假，你要问什么事，人都不在，冬天正是干活的时候。为了节约时间，韩济生每晚都会把次日的午饭做好，第二天在实验室热一下快速吃完，有时几种菜混在一起，自己戏称为"长命八宝汤"。就这样，在乌普萨拉度过了第一个月，初步习惯了这边的生活。当地人除中饭时间外，上、下午各喝一次咖啡，韩济生一概不参加，他一般是星期六出去买食物，有时去工作半天，有时不去，星期天仍去做实验，抓紧时间学习。

到了12月份，当地人已开始准备过圣诞节，到处都是浓浓的节日气氛。但是天气很不好，几乎天天下雨或下雪，这是韩济生来瑞典的第三个月，预备实验结束了，开始收集资料。其他人都去度假了，韩济生一个人正好可以好好利用实验室，得益于先进的实验设备，做实验的效率远高于国内。

后来，韩济生带出国的提取物快用完了。当时，韩济生很痛苦，带的东西有限，学习时间也有限。任务没有完成，回去怎么交代呢？但是没办法，出国学习的时间到了，生活费已经停止，他又自费延长了一个月，临走以前又到斯德哥尔摩的卡罗琳斯卡大学见习了两周。归途中，韩济生想到英国顺访一位国际著名的神经化学专家沃格特（Vogt）教授，对方已经同意，可以支持部分路费，并不增加国家负担，但未获卫生部批准，韩济生只能带着遗憾回来了。

对比国内的研究条件，韩济生不禁感叹：瑞典的实验条件好，效率高，许多仪器都是24小时整天整夜开着，所以不必预热，随时可用，而且大都是自动记录。药品试剂如有缺少，可与厂家打电话，两天至一周即可寄到。用过的玻璃仪器有专人负责洗刷（塑料用具用毕即弃）。"我们的条件与此相比有很大差距，所以要赶上世界先进行列需做出加倍努力！"

1980年6月初，韩济生经巴黎回国。回国后不久，他就认真撰写了出国进修小结，最后谈到了几点体会。

1.收获

（1）在这8个月中，我利用该实验室的有利条件抓紧时间进行了大量实践，从而对脑内某些活性成分的分离、提取、鉴定技术有了一定的经验和体会，对今后的工作会有很多好处。

（2）具体了解了他们是如何组织科研活动的，以便取其长去其短，为我所用。

（3）结交了一些学术界的朋友，为今后国际间的学术协作和交流打下良好基础。

2.值得借鉴之处

（1）工作效率高：许多事情都是主任、教授当面或在电话中决定，即刻予以解决，由秘书执行。秘书的高效率工作为教授腾出时间，从事科研和教学活动。

（2）供应系统社会化：学校没有供应科和大库房，科室自行掌握资金，向厂商直接电话订货。货物送到后付款，快速简便。仪器有任何问题由厂商派人修理。

（3）研究工作既与临床联系，又向理论深度发展：Terenius 教授是化学专业出身，但他很重视与临床的联系，经常到瑞典、丹麦等地的各大医院参加科学讨论会，并通过个人联系与临床医生接触。临床送来的血液、脑脊液、脑组织等各种生物标本有固定的技术员来测定和分析，不至于打乱本实验室的研究课题进度。另一方面，本实验室的研究生大都向理论深度发展，研究受体、分子水平的一些理论问题。研究生的年限是 3～9 年，可以拿薪金，所以不是很匆忙地要求出文章，可以比较从容地做一些深入的工作。

（4）广泛进行协作：协作关系不仅限于本市，也包括外市、外国。借用仪器比较方便，因为他们的主导思想是，仪器是应该经常用的，用坏了买新的。

3.关于派遣留学生

（1）在瑞典斯德哥尔摩有 20 名中国高中毕业生在那里上大学。从学习瑞典语方面来说是很成功的，瑞方不断称赞他们学得快，但从学习业务方面来说，四五年以后不过是个大学毕业生，仍无专长；国家花钱多，收效小。而且他们年轻，缺乏鉴别能力，各种影响比较复杂，这种派遣方式值得考虑。

（2）研究生的方式较好，在中国读完大学，到外国去学专门知识，国家花钱少，收效大。而且研究生可以担任一部分教学工作，获得一些津贴，国家不必付全部费用，甚至可以不必国家出钱。

（3）已经有工作经验的，一去就可以做工作。以深入做一个题目为主，顺便了解其他工作和方法学问题，半年至1年较好，3个月太少一些。但如果已经在国外工作过一段时间，熟悉他们的工作方式，则两三个月也可以学一门专门技术。

4.参观学习：出国学习或工作半年至1年，最好是以一个实验室为主，分出少量时间做一些参观。

5.要争取机会宣传我国科研成就，树立中国的威望，促进各国科学家之间的了解。当对方赞赏你的科研成果时，参观交谈的气氛就完全改观。未讲以前，人家会问你们有这种离心机吗？把你放在这样一个低水平看待。讲完以后，主动交流他们的成果，热情接待，甚至提出校级联系之类的问题。

6.用外文发表文章的经费和购买试剂的经费，能否给一部分外汇由科学家自己支配。

韩济生回国以后在实验室管理、研究生培养等很多方面借鉴了这次出国进修的收获，比如利用信箱与研究生们及时交流等。

让针灸研究再创辉煌

访谈人：中西医源自不同的文化土壤，在思维理念、方式方法等方面都有很多不同。社会上有种说法是，中西医是很难融合的。作为一位以西医与现代科学知识为背景的科学家，您在研究针灸的过程中是否遇到过中西医思维碰撞、话语体系隔阂等问题？您如何看待和解决这些问题？

韩济生：按传统中医理论的说法，针灸的作用是调理气血。气血、阴阳、五行等这一套中医名词，外国人是听不懂的，其根本原因是东西方文化隔阂导致的思维方式差异，这个问题很难解决。我在科研实践中，其实是绕过了这个难题，不去探究这些理论概念，而是从阐释科学事实入手来做研究。

无论中医、西医，其目的都是将机体从疾病态转化为健康态，中医、西医的技术方法作用于机体发挥治疗效应时，必然引起某些变化，这些变化就是科学事实。只要将这些变化说明白、讲清楚，就诠释出了这种疗法的科学内涵。

实际上，传统中医药学中蕴含着古人超凡的智慧，比如针刺要选穴、捻针可以加强疗效等都是古人在实践中总结出的宝贵经验。运用现代技术方法解读这些经验，需要有一个成熟的科学思维模式。我觉得所有的科学问题都可以从时间、空间两个维度来思考。就拿研究针刺原理来说，在空间上，明确了针刺穴位可在全身产生镇痛效应，并且找到了针刺产生的镇痛物质；在时间上，明确了针刺起效和消失的时间规律，并且发现镇痛效果最好的穴位电刺激频率是 2Hz 和 100Hz。这样从时间、空间两个维度，基本就能把针刺镇痛的科学内涵说明白、讲清楚了。这相当于避开了思维碰撞、话语体系隔阂等问题，而是用科学的方法解读并拓展了传统针灸，是另外一种意义上的中西医融合与互相促进。

访谈人： 的确，从阐释科学事实入手，其实是找到了中西医契合之处，这样做研究才能像习近平总书记指示的那样"说明白、讲清楚中医药的疗效""用现代科学解读中医药学原理"。您研究针灸将近半个世纪了，基于多年的积累，您如何评价针灸乃至中医这门学问的理论及实践？

韩济生： 针灸乃至中医能传承上千年，肯定是有疗效支撑的。比如我早年亲眼见识到的针麻手术；还有我爱人晚年得了中风，胳膊抬不起来，当时在北医三院住院，后来因为一个契机请来了石学敏院士给她扎针，扎了一次针胳膊就抬起来了……这些事实都说明针灸确实是有疗效的。但是谈到机制，中医一般会用阴阳、气血这一套理论来解释，以现代科学的视角看，还是一个黑箱，我们所做的研究就是努力让黑箱变白一点，让大家更明确地认识到针灸起效背后的科学道理。

这些年我们做出了一些成绩，但其实所走过的每一步都是在崎岖小道上的摸索。有些问题是在困惑了多年后豁然开朗的，比如关于去甲肾上腺素在脑内对抗针刺镇痛、在脊髓加强针刺镇痛的认识；有些问题是随着神经科学知识的发展而得到解决，如 1981 年和 1983 年我们曾报告电针使脑内 β- 内啡肽加速释放，但脑组织中 β- 内啡肽的含量非但没有降低，反而显著升高。对于这一事实，当时不少学者曾认为"不可理解"，而目前几乎成为神经化学领域中的规律性现象了。还有一些问题已存在多年，至今仍未得到解释，如为什么大鼠实验中 2Hz 电针的 AA 有季节性波动（春、夏季疗效较差），而 100Hz AA 全年有效？为什么人和大鼠能接受高达 100Hz 的电刺激产生镇痛作用，而清醒家兔电针镇痛的最佳刺激频率不超过 30Hz……所以，"黑箱"只是变白了一些，还没有完全清晰地展现其机制内涵，这也正说明了针灸乃至中医这门祖先传下来的学问极其博大精深。

我本人对于针灸研究也是有短板的，我没有专门学习和研究过针灸理论，也没有专门搞过中西医结合，我对于经络是不是独立存在持存疑态度。2003 年访美时，曾有人对我说："既然你不认为有独立的经络存在，为什么不写一篇文章从科学上来否定它呢？"我当时答道："否定一个东西不容易！即使有一百个理由，也不能从根本上排除将来不至于出现一个阳性证据的可能性。"我想说的是，做研究要实事求是，有几分事实说几分话，不要轻易去维护或否认某个理论。只能说，以我们现在的科研成绩仍然没有将针灸的机制搞得非常透彻，还有"揭不尽的谜底"，也正是这些神秘的问号构成了科研思路的源泉，激励着科研工作者永远向前。

访谈人：党的二十大报告指出，促进中医药传承创新发展。这也是党和国家对于中医药事业一以贯之的指示和要求。传承很难，创新更难，但是科研的灵魂就在

韩济生：年轻人就应该像习近平总书记说的，做到"传承精华，守正创新"。首先传承，把针灸乃至中医切实有效的规律用科学的方法总结出来、推广出去，就是"传承精华"。怎么才能守正创新？就是要持之以恒地走科学发展之路。一方面，把针灸学中蕴含的经验智慧通过大数据、动物实验等现代科技方法清晰地阐释清楚，这是守正；另一方

于不断突破、不断
传承创新。您认为
针灸乃至中医应该
如何高质量地传承
创新发展？年轻一
代研究者具体应该
怎么做？

面，通过严谨的科学论证，弥补某些经验的盲区，进一步优化针灸疗法，使其更好地为人类健康服务，这是创新。说到底，就是要用好科学这一强大工具。

比如，人手捻针所引起的传入信息只能保持在 50 ～ 100Hz，而我们通过实验证明，以 2Hz 频率捻针可使人体产生内啡肽，以 100Hz 频率捻针可使人体产生强啡肽，两种物质都可以起到很好的镇痛作用。怎样使二者效应叠加呢？我们又进行了进一步实验，结果显示：2Hz 频率保持 3 秒、100Hz 频率保持 3 秒，交替进行，镇痛效果最佳。这种镇痛效果最好的捻针方案，人手操作无法做到，但是科学成果——电针能做到，这就是科学的力量。我们创造性地使用电针，既继承了传统针灸的治疗特色，又用科学手段优化了治疗方法，这就是"传承精华，守正创新"。

电针疗法是将传统针刺疗法与现代电子工程技术相结合而形成的。操作中，先将针灸针插入特定穴位，然后将针柄与电针仪的输出端相连，用电刺激代替机械刺激实施电针治疗。认识到电针的优势之后，我们又针对疾病进行了一系列探索发现，治疗带状疱疹后遗痛，2Hz 最有效，而 100Hz 无效；治疗中风后肌痉挛，100Hz 最有效，而 2Hz 无效；治疗慢性复发性心绞痛，2Hz 最有效。后来，国家中医药管理局计划将中医药有关产品的标准列入国际标准化组织范畴，组织了有关队伍，其中将我列入"两院院士"一栏中唯一一名，我感到很荣幸。我的很多科研积累也反映在我参与制定的中医药国际标准化研制专项中，将针刺治疗以标准化的形式固定下来，为针灸的传承和传播创造了良好条件。

我带领团队奋斗了50多年，就是为了实现针灸高质量的传承创新发展，让针灸治疗更加规范化，在国际社会上传播得更广泛。对于针灸科研未来的发展方向，我认为要秉持科研精神、借助现代科技推动针灸治疗向更精准迈进。大家要相信科学，要通过科学的方法寻找到针灸治疗的规律，从而进一步优化治疗方案、创新治疗思路，为古老的针灸学注入新的科学内涵。

当然，这是需要不断积累的，既要深入学习传统中医针灸知识，又要不断提升自己的现代科研眼界与素养。我常常推荐年轻的研究者多看《中国中医药重大理论传承创新典藏》这类书，有助于他们启迪思维、开阔眼界、提升能力。同时年轻人也要注重对外学习交流，我一向主张"进进出出"人才培养观，就是鼓励年轻人走出国门、再回国工作。国际交流像一面镜子，可以照见自己的不足，多交流、多学习，年轻人才能成长得快，才能做出更多新的更辉煌的成绩。

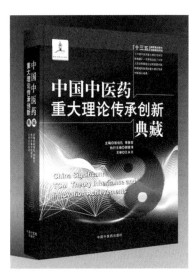

❖《中国中医药重大理论传承创新典藏》（中国中医药出版社出版）

韩济生的"进进出出"人才培养观

韩济生没有到国外长期留学的经历，只是在1979年去瑞典乌普萨拉大学进行过短期进修。但是这次进修，让他终身受益。后来，他多次去国外开会、演讲，对国际学术交流有了更深的认识和体会。1994年，从日本参加"第四届世界神经科学大会"筹备会议回国后，他总结道：我感到与会委员们对国际神经科学界的最新进展有广泛而深入的了解。他们对世界上一些著名实验室及其领导人的工作了如指掌，对每期 Science、Nature 杂志上的有关论文几乎必读无漏。相比之下，感到自己的知识面比较局限，只对神经药理、神经化学方面有所了解，对阿片肽和阿片镇痛领域比较熟悉，其他方面就了解甚少。过去常听教委领导指出，"中国培养的研究生知识面不够广"，现在体会到，自己作为一名教授，也不能浏览每期 Science、Nature，更没有要求研究生做到这一点。这个弱点今后应该逐步加以克服。实际上，要举办一次神经科学的世界性大会，如果不具备这样广泛的知识，是很难制作出真正先进的科学节目的。

反过来说，西方科学家对中国国内的工作并不是很了解，这是因为国内的杂志有的还没有进入国际文献检索系统，或进入该系统但不容易看到全文。因此，我们的工作要产生应有的国际影响，必须多在国际杂志上发表文章，多在国际会议上做报告。例如，我们研究室关于阿片肽和抗阿片肽的一系列论文在国际上发表后，被第十二届国际药理学大会（1994年7月在加拿大蒙特利尔召开）邀请做大会报告，而这一事实又进一步引起神经科学界的重视，邀请我在第四届国际神经科学大会的两个专题报告会（神经肽、疼痛）上做专题报告，扩大了北京大学神经科学研究所的国际影响。可见国际交流确是推动科研发展的重要环节。中国应更多地了解世界，也要让世界更多地了解中国。

......

国际学术交流像一面镜子，可以照出自己身上的弱点以便改进；国际交流像一个舞台，可以让世界更好地了解中国的现状和发展，以便在平等的基础上共同前进。

正是基于以上思考，尽管人员很紧张，韩济生还是鼓励每位年轻人有机会要到国外去学习一段时间，并将此作为北京大学神经科学研究所的传统传承了下来。他曾在给已毕业学生的新年信里写道："我希望继续实行'进进出出'的方案，即每年平均有3个月在国外工作（或两年6个月）。王晓民已按此实行，并将继续下去，（实验室）另外几位也正在寻找合适机会，希望你们也为此提供一些信息。"

难得的是，所里派出去的人还都能回来，这颇让韩济生自豪。

"万有按时回校，罗非也将于12月13日返回北京。我们所出国的人都能按时回来，使许多科室的领导羡慕，也得到学校的好评，我自己也引以为荣！按照我们原定'进进出出'的设想，今年年底或明年年初王韵将到NIH进修两年，进行充电，相信她也会按时回来，共同建设北大神科所（北京大学神经科学研究所）。已经出去过的，今后仍要轮流出国。这意味着我所的教员每年有一半在国外，一半在国内，这是一个很好的机制，但愿能继续执行下去。"

对于毕业后就职海外的学生，韩济生也常邀请他们回来看看。1997年，神经科学研究中心改名为神经科学研究所，1998年1月正式成立。韩济生在给海外学生们写信时介绍了国家对基础研究的重视并殷切地希望他们回来效力。

"Neuroscience Research Center 改成了 Neuroscience Research Institute，这是为了适应当前的变化。国家目前很重视基础研究，神经科学是其中重点之一。明年要加大对神经科学的支持幅度，我们实验室作为在北京较大的神经科学实验室，应该在这一机遇中发挥更大的作用，因此学校决定对机构进行一些调整。由 NRC 到 NRI 不会有什么实质性的变化，但希望在人力等方面能有比较宽松的环境。特别欢迎在外的人能回来效劳，哪怕是短期。"

韩济生的博士后万有出站后，留在了北京大学医学部，对导师非常了解："当时我们作为研究所一种政策定了下来，鼓励每位年轻人有两年的时间到国外去学习。其实当时人员是很紧张的，但是韩老师说年轻人要出去看看，开阔视野。他把对年轻人的培养看成是必须要完成的任务。他不是把年轻人作为干活的劳力，而是真正地在培养你。而且他对实验室不同的人，根据实验室的需要，都会亲自帮助把方向，送到国外去学习。韩老师说我跟你们一起带的学生，你们都可以跟我一起做 corresponding author（通讯作者）。和他一起做研究，不仅得到了训练，也有成长的机会。那为什么不跟他一起做呢？年轻人愿意跟他干，这背后实际上是因为看得到自己的前途。"

"进进出出"的机制，形成了良性循环，在一定程度上促进了学科的发展。同时，韩济生鼓励团队在国际刊物上发表论文。以1998年为例，全北医（北京大学医学部）的论文被 SCI 引用 150 次，以

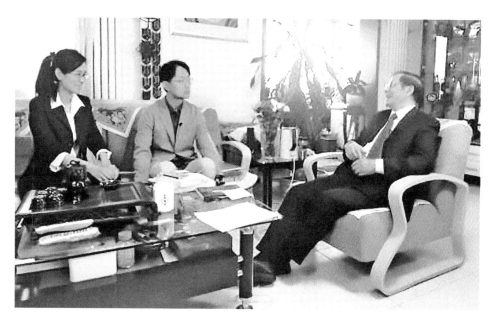

❖2022年11月2日韩济生院士访谈现场

韩济生为所长的北京大学医学部神经科学研究所就有71次，占47%。多年来，这个数字都保持在40%左右，可见在学校科研成果中的重要地位。

（安宁 张梦雪 张立军 韩松平）

我国传统医学智慧辨证论治，同病异治异病同治在现代肿瘤靶向治疗中得到完美的体现。

张力燕

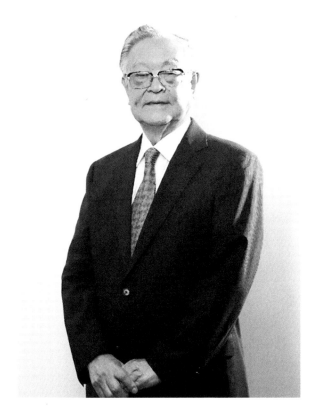

孙 燕

肿瘤内科专家
中国工程院院士

内科肿瘤学的开拓者和奠基人，通过现代医学方法，观察研究中医中药在临床肿瘤学中的作用，在肿瘤的综合治疗上突出了中西医结合。

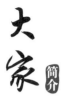

孙燕于 1929 年生于河北，1956 年毕业于北京协和医学院，获医学博士学位。1959 年开始在中国医学科学院肿瘤医院工作，1979～1981 年间曾在美国 MD Anderson 癌症中心进修和从事研究。1999 年当选为中国工程院院士。

他是我国内科肿瘤学的开拓者和奠基人，在老一辈临床肿瘤学家的支持和指导下致力于我国肿瘤内科治疗的开拓、发展和教育工作。半个多世纪以来，他在我国和国外研制的新抗肿瘤药的临床试验方面取得了卓越成就；应用现代免疫学方法阐明了扶正中药促进细胞免疫功能和黄芪、女贞子抑制肿瘤患者过多的 T 抑制细胞（Ts）活性的作用，受到国内外的重视；并在肿瘤的综合治疗上突出了中西医结合，重视控制肿瘤和保护机体抗病能力，后来被称之为"中国模式"的观点，在睾丸肿瘤、肺癌、乳腺癌和淋巴瘤的治疗方面取得一定的进展。

孙燕院士曾获 1978 全国科学大会奖，国家科学技术进步奖一、二等奖，发明二等奖及多项省部级奖；曾任世界卫生组织（WHO）癌症专家咨询委员会和国际抗癌联盟（UICC）教育委员会成员；现任亚洲临床肿瘤学会名誉主席和中国癌症研究基金会副主席。曾被评为全国卫生系统先进工作者和中央保健委员会杰出保健专家。发表学术论文 300 余篇，编著学术专著 24 册，主持翻译专著 11 册。培养临床博士 42 人、硕士 4 人、进修医师千余人。是中国临床肿瘤学会（CSCO）和北京协和医学院终身成就奖获得者。

半个多世纪的风雨，60余载的峥嵘，孙燕院士亲历并见证了我国抗肿瘤事业的开拓与发展，为人类的健康作出了重大贡献。他的个人命运始终与时代脉搏息息相通，爱国奉献、勤奋敬业是其一生的主旋律。他的名字，是民族自信与力量的象征；他，始终在和我国抗肿瘤事业的荣耀同行。

今天，《西医大家话中医》项目组很荣幸和孙燕院士面对面，来听听孙院士在几十年的医学工作中，在中西医结合和（或）中西融合工作中有哪些经验所得，以及他对于中医药发展的一些建议和看法。

从"扶正中药"结缘中医

访谈人：孙院士，您好！首先感谢您接受《西医大家话中医》项目组访谈，外界和业内都公认您是"能够将中医治病的理念融入临床实践的著名西医专家"。请您先分享一下您与中医药的渊源。

孙燕： 我生在民族危亡的年代，从小就立志习医报国。那时，我的偶像是一位同学的父亲——齐鲁医学院毕业、在昌黎县行医、为当地百姓看病的米大夫。1947年我如愿以偿地考入燕京大学医预系，1951年进入协和医学院，1956年博士毕业。

那时，我对中医的认识还很朦胧。我学的是西医，但我是在农村长大的，从小生病就是吃些中药。我相信中医学保证了中华民族几千年的繁衍，总会有存在的道理。

到了1954年，我进入临床实习，那时中央明确提出我国卫生工作的发展原则是预防为主和中西医结合，并且动员西医学习中医，协和医院也有了中医科。1956年毕业后，我在协和医院干部病房工作，与中医医生祝谌予共同为一位患顽固便秘的将军治疗，还受到过表彰。

1959年，我调到中国医学科学院肿瘤医院开创肿瘤内科治疗专业，当时由于药物匮乏，对中医治疗的需求很迫切。1960年，广安门医院肿瘤科尚在筹备时就与我们合作，共同在肿瘤医院开设中医门诊。到了1963年，广安门医院正式成立中医肿瘤科，同时和以后陆续成立的还有上海中医学院肿瘤科、北京中医医院肿瘤科和上海市肿瘤医院中医科。这组成了我国中西医结合临床肿瘤学的基本队伍。

1962年，我开始系统学习中医，除了理论学习外，拜师三代世医姚孝武先生，在北京市鼓楼中医医院实习。姚孝武先生毫无保留地把平生学问传授给我，离别前姚老师叮嘱的那席话，至今记忆犹新："一年来，我严格要求你在临床上开经方，在以后的临床实践中，我希望你把握好两点，第一个是传承，第二个是创新。特别是中医在肿瘤治疗中的应用，创新是人类发展进步永恒的主题，我们要让中医药为老百姓的健康造福。"姚老师是典型的"经方派"，但是他喜欢新事物。

我还有幸结识了我国著名中医教育家秦伯未，秦老亲自赠送中医典籍给我。就像那本《中医入门》一样，调动了我做医生的另一只手，继续在临床上实践，能够给患者开中药调理，特别是1966年在河南林县医疗队和1970～1972年在甘肃定西地区医院期间，受到广大患者的欢迎。

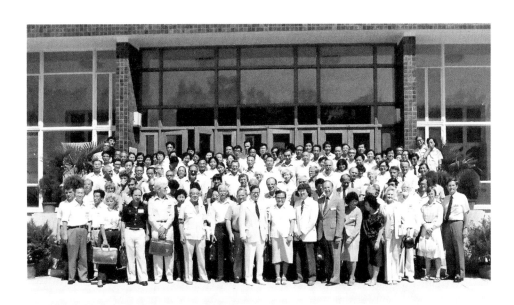

❖ 1983年孙燕院士在北京主持国际中医与免疫学大会

1970 年在甘肃定西，我发现当地盛产黄芪，药农甚至挑着担子在赶集时售卖。1972 年我回到北京，此时正是学习细胞免疫的热潮。那时，吴院长向我提出：为什么不用这些现代免疫学指标观察一下中医药的疗效？我就决定从黄芪入手开展对扶正中药的研究，用现代科学方法对中药的效果进行细致的观察和分析。再后来，在 MD Anderson 癌症中心，我和美国同行经过反复实验后得出了多项结果：黄芪、芦笋、女贞子、淫羊藿等多种传统中药，有促进患者恢复免疫功能的功效，能够抑制肿瘤患者过多的 T 抑制（Ts）细胞的活性，保护肾上腺和骨髓功能。我还与天津医药科学研究所合作，从中药女贞子中提取了齐墩果酸这种促进免疫的有效成分，通过临床研究，证明其具有良好的疗效。我们发现，晚期肿瘤患者的细胞免疫功能大多有一定的损伤，而服用中药后，患者的疲乏和免疫功能等情况都可以向好的方向转归。"西医祛邪、中医扶正"成为我们治疗肿瘤患者的标准模式。

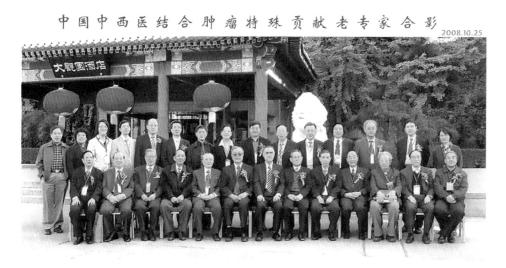

❖ 2008 年中国中西医结合肿瘤特殊贡献老专家合影

这项学术研究完成后，获得了第一届国际自然免疫与生物反应调节剂大会奖。我们团队还研制了包括贞芪扶正冲剂、固元颗粒及扶正女贞素，投产后已经在临床广泛应用，并获得了4项专利；其中贞芪扶正胶囊和颗粒已经进入了我国基本药品目录，出口东南亚和欧美国家，造福于更多的患者。近年来，我继续参加了扶正中药调控细胞免疫功能抑制PD-L1的研究和开发淫羊藿有效成分淫羊藿素治疗乙型肝炎导致的肝癌工作。经过十几年的努力，后者已于2022年经药政部门批准上市。

访谈人：在您开启扶正中药的研究之后，取得了一些进展和突破，您也被称为"祛邪—扶正—强化治疗—扶正"肿瘤综合治疗模式（也称中国模式）的开创者，扶正人都亲切地称您为"扶正之父"。请您举例为我们介绍一下都有哪些具体实践和进展呢？

孙燕：大家知道，恶性肿瘤是一类很古老的疾病。现有证据表明，从古代埃及的木乃伊中，便发现有患前列腺癌骨转移者；而我国在殷商时代就已经有这方面的医者——那时称之为"疡医"，至今朝鲜和日本还将肿瘤学称之为"肿疡学"；而且2000多年前的《黄帝内经》即有关于癌症的表述，以后历代中医古籍中也多有记载。例如，我国古代中医典籍中将食管癌称"噎膈"、将乳腺癌称"乳岩"等；而我们目前给这类疾病的定义是，一类身体细胞在多种外因和一定内因长期作用下，所发生的异常过度活跃增殖疾病。

在几千年的历史中，肿瘤一直是罕见病；近两百年来，先是工业国家发病率逐渐升高；到了20世纪30年代，发达国家才把肿瘤列入常见病。

1959 年，我国临床肿瘤学界有一个重要的论证：我国学科发展的模式。在金显宅、吴桓兴和李冰三位元老的支持下，结论就是"多学科综合治疗"（简称 MDT）。这在当时是非常难能可贵的，金显宅和李冰两位是外科专家、吴桓兴是放射治疗专家，但他们看到学科的发展必须以人为本，调动各方面力量，把患者治好，还要提高患者的生活质量。毋庸置疑，MDT 的模式为全国乃至全球多数国家接受。

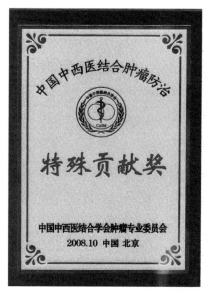

❖ 孙燕院士 2008 年获得中国中西医结合肿瘤防治特殊贡献奖

1976 年，唐山发生大地震后

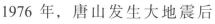

不久，我有幸和三位元老一起在肿瘤医院的院子里主编《实用肿瘤学》，和几位前辈在书稿中写下了肿瘤综合治疗的定义："根据病人的机体状况，肿瘤发生的部位、病理和发展趋向，合理、有计划地应用现有的治疗手段，目的是提高治愈率和改善生活质量。"

在 MDT 中，无疑要发挥中医的辨证论治、扶正祛邪指导思想；在当今肿瘤的临床治疗中，中医所占的地位也越来越重要。目前，肿瘤学者已经普遍重视开展 MDT 相关的科研课题，将来会有更多的证据证明和充实这一学术理念的正确性。更重要的是，这能给广大患者带来更多的收益，能够挽救更多的生命。

几十年过去了，多数人认为，"综合治疗"的学术思想，事实上影响了我国后来的肿瘤医院的学科建设格局，而"祛邪扶正"模式是肿瘤"综合治疗"学术思想的重要组成部分，也是融合中西医临床实践所开创的治疗肿瘤的新模式。

由于现代细胞免疫学的发展，我们从 20 世纪 70 年代开始通过现代医学方法，观察研究中医中药在临床肿瘤学中的作用。当时没有想到，后来竟成了我一生的事业。

对于扶正中药增强和恢复肿瘤患者细胞免疫功能的研究，我们与北京、上海两地同道开展了多中心协作研究，进一步确定了扶正中药促进肿瘤患者细胞免疫功能和减轻化放疗不良反应、改善一般情况的疗效。论文于 1981 年在《中华医学杂志》发表后，受到广泛重视。

那时，我已经在美国 MD Anderson 癌症中心和美国同行开展扶正中药调控肿瘤患者细胞免疫功能的实验研究，研究结果在国内外杂志发表以后受到广泛关注。1982 年我回国后，经过近 1 年的努力，于 1983 年 8 月 30 日～9 月 3 日在北京组织召开了"国际免疫学和中医中药会议"。参会的包括美国国家癌症研究所（National Cancer Institute, NCI）、日本和中国港台地区等代表及媒体共 300 余人。从而引发了国际肿瘤学界的不小"震动"。有 20 多家国内外媒体对本次大会做了报道。有意思的是，美国医学会杂志（*JAMA*）发表了专题评述 "East meets West to balance immunologic yin and yang"，在一定程

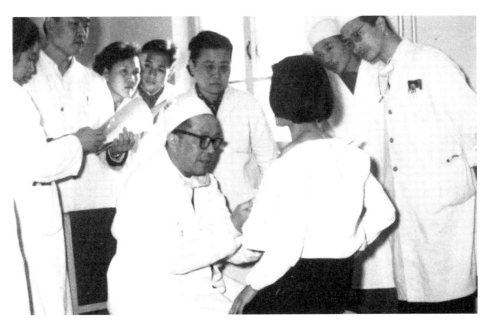

❖ 1960 年孙燕院士参加乳腺癌综合治疗查房（坐着的是吴桓兴，他背后站立的是李冰，左侧戴白帽的是孙燕）

度上开启了国际肿瘤学界对中药治疗癌症和相关研究的热潮。

当时我的团队临床试验证明了很多扶正中药，包括黄芪、女贞子、枸杞子、猪苓、灵芝、西洋参、人参（Rg1）和冬虫夏草等都具有调控细胞免疫功能的效应；能抑制肿瘤患者过度的 T 抑制细胞活性，从而使 T 辅助细胞的活性得到恢复；这些有效成分还能刺激干扰素，还和白细胞介素 –2 具有协同作用；进一步辅助放化疗能提高远期生存率和患者的生活质量。1985 年我和余桂清教授合编了由时任卫生部部长

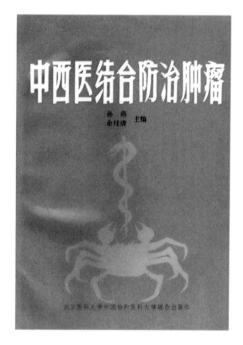

❖ 孙燕、余桂清主编的
《中西医结合防治肿瘤》

钱信忠题名的《中西医结合防治肿瘤》一书。1996 年，扶正中药促免疫作用获得国家"八五"攻关科技成果奖。

此外，我们在榄香烯、康莱特和苦参的研究中也都作出了一定贡献。榄香烯的研究获得国家科技进步二等奖，康莱特联合健择（注射用盐酸吉西他滨）治疗晚期胰腺癌是中、美、俄三国的协作研究，初步结果受到国际瞩目。另一个研究是人参成分之一 Rg3 具有抑制肿瘤新生血管的作用，双盲随机临床试验表明和化疗联合能提高化疗疗效，并具有生存效益。

我很关心扶正中药对细胞免疫的作用能否会得到分子生物学的诠释。因此，针对扶正中药对 PD –L1 / PD –1 的作用与国内其他科研单位和法国居里研究所正在进行合作。我也作为 PI 对我国第一个从扶正中药提取的 PD–L1 抑制剂淫羊藿素（阿可拉定）进行了临床转化研究。

健康报
JIAN KANG BAO

1983年9月6日
星期二
农历癸亥年
七月廿九
第1922期

出席北京国际免疫学——中医中药讨论会的中外学者认为

中西医结合有可能对免疫学做出贡献

崔月犁部长会见中外学者时说：我们不仅要发展中医、
西医，还要大力发展中西医结合医学

本报讯 参加北京国际免疫学——中医中药讨论会的50多位外国学者和200多位中国学者经过3天的学术交流后认为，中国传统医药中的扶正培本的学说，与现代免疫学理论颇有相通之处，以此为结合点开展合作和交流，将有可能对免疫学做出贡献。

从8月30日至9月1日举行的这次会议，由中国

兴趣，纷纷索要原文。法国专门从事免疫调节研究的著名教授雷吉诺说：阴阳学说与西方哲学有很多一致之处。而中医的阴阳可以转化，兴奋中有抑制，抑制中又有兴奋，使这种学说显得更为丰富。美国米奇尔教授就当前国际上对免疫调节的认识做了全面介绍。大家认为，他对错综复杂的免疫机制的阐述，同中医阴阳失调导致疾病的观点极为相似。

❖《健康报》关于"中西医结合有可能对免疫学做出贡献"的报道

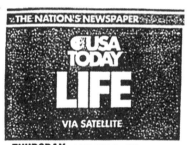

人民日报（海外版）1988年1

應用傳統扶正培本治則
腫瘤專家製成治癌中藥

本報訊 記者馮軍軍報道，致力於抗禦癌症對人類侵害的中國腫瘤防治專家已從傳統中醫藥寶庫中尋找到具有提高人類免疫力、保護腎上腺皮質功能等作用的中藥，並製成藥劑，經臨床驗證，證明療效確實。

這種被命名為貞芪扶正沖劑的中藥，主要是從中藥女貞子、黃芪中提取，由中國醫科院腫瘤研究所孫燕教授與天津市醫藥科學研究所合作進行研究的結果。他們在開展扶正中藥及免疫作用的研究課題中，應用現代醫學方法闡明祖國醫學"扶正培本"的治則，在惡性腫瘤臨床治療的不同階段，應用扶正中藥進行輔助治療取得令人滿意的結果。

他們的研究結果表明，傳統扶正中藥女貞子中含有的齊墩果酸、熊果酸具有增進免疫功能作用，動物實驗已證明扶正中藥對提高機體的免疫功能有肯定作用，並能保護因放射引起的免疫抑制。

他們的研究結果還初步證明，扶正中藥對於細胞免疫功能具有一定提升作用，在癌症病人採用化療及放療過程中應用扶正中藥，對細胞免疫和體液免疫有提升趨勢，對放療、化療

THE NATION'S NEWSPAPER
USA TODAY
LIFE
VIA SATELLITE

THURSDAY, OCTOBER 6, 1983

Chinese herbs may battle cancer

By Marilyn Elias
USA TODAY

LOS ANGELES — Several Chinese herbs used in traditional folk medicine are showing strong preliminary success in fighting cancer and restoring normal immune response, doctors and pharmacists will report at a weekend conference on holistic healing.

In another report, a Chinese physician says he collaborated on a new University of Texas Cancer Center test of Chinese herbs, collectively known as Fu-Zheng therapy. The herbs restored normal immune function in 19 patients.

"Such complete restoration

❖ 人民日报（海外版）、美国全国性报纸 *USA Today* 的相关报道

肿瘤内科专家 中国工程院院士 孙燕　103

我和团队对扶正中药的研究成果曾在美国、日本、德国、法国、瑞士、泰国、马来西亚、新加坡，以及我国香港、台湾地区和北京、西安、上海、广州等召开的国际会议上做报告，并在相应的杂志或论文集中发表。如前所述，美国医学会杂志（*JAMA*）曾专门发表评述誉为"东西方会谈共同调节免疫学的阴阳"；美国全国性报纸 *USA Today* 和我国《健康报》等都做过报道；1996 年，在第 63 次香山科学会议上被认为是我国肿瘤学领域内应用现代科学从事传统医学研究的典范。

1993 年，我收到了台湾地区一家医院院长写来的一封信，请我为一位晚期食管癌患者提供治疗意见。我为患者提供了紫杉醇和一些扶正中药的资料。意见返回去之后，他们依照我的方法给予治疗，患者的病情很快便有了起色。其实在那之前，我还曾为南亚某国的两位副总理及另一个国家的国王治疗肿瘤疾病，疗效很满意。在肿瘤治疗中，中医及中西医结合治疗是我国的诊疗特色。中医针对人体出现的各种病理生理过程，其特色是长于调理，扶正、纠正肿瘤的发生、发展过程，使人体恢复阴阳平衡，最终提高患者生活质量和获得远期疗效。所以，我们将中医的"扶正"方法，与西医的"祛邪"方法相结合，便会提高很多常见肿瘤的总体疗效。在上述理念支撑下，我和团队对于中医中药的研究投入了很多时间，付出了很多精力，当然，也取得了一些成就。

"祛邪"和"扶正"如果反复轮替的话，就能取得好的疗效。扶正中药能够提高患者的免疫功能，目前在业内已经得到临床和实验研究证实。在放化疗期间通过中医中药调理，患者能够减少不良反应，而不是直接抗癌，这是多数临床医生达成共识的。

中西医结合点在于临床
高水平的实践和研究

访谈人：您认为在中西医结合方面，曾经有过哪些误区和需要改进的地方？

孙燕：70年前对中西医结合就有争论。那时，压倒的倾向是很多西医未对中医做深入的学习、理解、实践和研究，把中医当成"国粹"看待，认为是过时、荒诞和不值得研究的，少数研究人员开发研究中药并取得一定的成果，但废医存药。很少有人真正从事中西医结合研究，难能可贵的是当时有几位中医先驱者开展中西医结合工作。

在20世纪50～60年代，在党和政府的倡导下，一大批有作为的西医工作者学习中医。中西医有了互相融会的趋向，并取得一些成果。最大的成绩，我认为是中医进入医院，和西医的不同学科一样成为重要科室之一，得到互相认识、交流乃至结合的机会。不足之处是由于历史的原因，真正的讨论和论证不够，不允许讨论中医的缺点，因而进展不快。但我认为应当从历史的高度，从中医几千年的发展来看，肯定近年来中医处于前进的时期，而不是有些人认为的被消灭、取代。不允许讨论，不自求发展，甚至置西医的存在和成就于不顾；不积极学习现代医学的重大成就，有悖于祖国医学的传统，必然会导致前述的危机。

改革开放以来的 40 多年，中央提出中西医并举。结合的空间扩大，学术环境更自由，思路也更具体，目前是开展争鸣、论证的好机会。世界医学重新重视自然和传统医学，应当抓住机遇，通过中西医结合对世界医学作出我们民族的新贡献。

对于中西医结合在临床肿瘤学领域的发展，我最大的心愿是在传承创新问题上达到共识。我们的研究曾经遭到一些比较保守的老中医反对，他们提出质问："张仲景懂得淋巴细胞、免疫功能吗？李时珍从来没学过分子生物学。"在这些人看来，西医和中医原本就是格格不入的。

对此，我认为和浮躁一样有害。中医药学博大精深，倾毕生精力也学不完。医生的职责是"向患者提供最新最好的服务"，必须与时俱进学习临床医学的每一项进步。中医同行也不能迷恋一百年前只靠望、闻、问、切就能给患者服务的年代。

医学属于科学技术，不同于文学艺术，特别需要与时俱进，不断发展创新，提高防病治病的观点和技术，才能满足临床的需要。我从事临床肿瘤学工作的 60 多年间，无论预防、诊断、治疗和康复都有了翻天覆地的变化，我们一天不学习就会落后。时代的进步使得一个临床医生只靠四诊八纲辨证论治，不懂现代的影像诊断、细胞病理诊断、化验结果，以及分子生物学检查就很难称职。基于此，我们在卫健委的指导下编写了《常见肿瘤诊疗规范》。许多病通过辨证论治可以药到病除，但是对癌症，就需要艰苦钻研，不断创新。中医药的调理无疑对患者是有益的，但是单靠目前的调理解决不了患者的全部问题，只有和抑制肿瘤细胞增殖的其他方法合理、有计划地综合应用，以及更深入地从分子水平和细胞免疫功能方面调理，才能为攻克癌症和构筑健康中国作出贡献。

古代的经典我们必须学习、深入领会，但是科学技术进展迅速，医学进展也很快，每日都在更新，所以单靠阅读典籍不能解决临床所有问题。我有时开玩笑地说："张仲景、李时珍这些伟大的先驱前辈，如果今天来参加大查房讨论具体患者的处理，也得先向我们学习靶向治疗和免疫治疗。"

在一段时期内，全国曾经十分热衷于从传统和民间中药中寻找抗肿瘤药物，但所提倡的近10种中药和中药制剂均未能真正给患者带来实惠。经过反思我认为当时的错误主要是学风和方法学存在严重问题，以致通过近万例的实践至今对很多药均无法肯定，也不能否定，这是自然规律对我们的惩罚，"少慢差费"的典型。

以古希腊医学发展起来的西方医学（简称西医）和我国传统医学（简称中医学）都是人类与疾病斗争中形成的保健系统。各自在人类发展、繁衍中作出重要贡献，各自都有自己的长处和不足之处。

中华人民共和国成立后，提倡中西医结合。1958年10月，毛泽东主席对几千年来为保障人民生命健康作出巨大贡献的中医药学给予充分肯定，指出："中国医药是一个伟大的宝库，应当努力发掘，加以提高。"这一评价表明，毛泽东主席不仅把中医药看成是中国传统文化留给我们的一份珍贵遗产，而且特别强调要充分挖掘其现实价值。

当前各个医院都有中医科，中医医院也都有西医科室，互相合作、补充，更好地为患者服务。最好的例子是抗击新冠病毒。中医不是代替西医抢救危重患者，而是在配合康复和一般患者的治疗中发挥了主导作用。

排斥中医和排斥西医的"老式西医"和"老式中医"都过时了。我们目前最重要的任务是互相学习，在不断进步中共同为防治疾病作出贡献。保守，无论中医、西医都是没有出路的。

最大限度地应用现代医学方法阐明中医中药作用的原理、机制，通过循证医学进一步证实，再精准地用于疾病的防治，从而对世界医学作出我们民族的贡献，无疑是全球对我国中西医结合的期盼。

这方面的研究难度较大。我们曾经尝试常见肿瘤的中医分型与现代医学的诠释，未能成功。单一中药的研究，相对比较有路可循，但也需要不断努力。后来我们转而对治则开始探索，这就是我们的扶正中药调控细胞免疫功能的研究。

访谈人：您如何看待中医和西医？对于两者的结合您的观点是怎样的？

孙燕：我已经说过，中西医是两种卫生保健体系，在历史上各自作出过卓越贡献。与西医相比，中医更重视整体认识疾病发生的条件，强调治未病，中医认识到正虚是疾病的重要内因，"邪之所凑，其气必虚"，比西医早千年；正虚学说也经现代医学认识和承认。而调控是 21 世纪医学的重要组成部分，中医治病入手比较广泛，重视病理生理的调整；西医比较能融合现代科学成就，认识疾病具体、深入，但和中医相比，较为机械，虽然强调个别对待，但对如何个别对待缺少深入探讨。越来越多的意向是认为中西医应当互相补充。中西医能不能结合？我认为答案是肯定的，结合点在于临床高水平的实践和研究。

我们知道中西医由于体系不同，结合的难度较大。我认为我们需要有 4 个前提和共识：①最好的结合点是实践而不是从理论入手。从理论上结合难度更大，容易争论不休，甚至不欢而散。②目前大家实际上已经有了几十年的磨合，应当说基础不但有而且较好，至少多数临床医师已经不持成见。好的学术氛围会提供较大的合作空间。③我本人相信历史和长期实践的筛选，经过长期实践考验的治疗方法总会有别于完全臆想和设想。问题是如何阐明其中的道理或不足。④高水平的临床实践和研究能解决各自的问题，使认识逐渐深入和富有成果。

但是我本人特别喜欢中医的基本理论，如对阐明正虚、阴虚的本质特别感兴趣。但这是应当作为"重大专项"开展多学科的课题，难度也较大。

国家主管部门也应当通过提供支持、引导开展相关中西医结合的研究：①继续筛选对肿瘤有抑制作用的中药应当是长期的课题。②在辨证论治和细胞免疫、细胞因子、基因水平的基础上对中医开展动态的研究。这是阐明中医证的本质的可行途径。③在此基础上通过中药（单药或复方，也不排除西药治疗）观察对中医证的影响并进一步完善对该项研究的认识。④在肿瘤治疗领域内不一定追求在短期内找出超水平的新药。在中医治则方面也有一定基础，辅助治疗其实也是十分可行的途径。调理患者机体功能是中医的长处。⑤异病同治和同病异治体现了中医主要是病理生理治疗的基本论点。⑥在预防领域内也是大有可为的。⑦同样，康复也是中医的强项之一。⑧不应在乎单药或复方。

访谈人：您是著名的肿瘤专家，那么以肿瘤防治为例，您可否举例说明您和团队做过的研究中是如何紧密结合中西医治疗肿瘤的？可以带来哪些启发？

孙燕：实验研究表明，虚证患者常有免疫功能降低，特别是细胞免疫功能下降，而实证患者免疫功能常不降低或降低不明显。这种虚证与实证的免疫功能变化的差别可能不仅是虚证患者易患肿瘤的重要原因，同时也是肿瘤患者病情发展的重要原因之一。许多研究证明，扶正中药具有提高肿瘤患者免疫功能的作用，因此在肺癌的综合治疗过程中，采用中医辨证施治和使用扶正中药作为辅助治疗手段，增强患者的免疫功能，对于延缓和（或）阻断肺癌的病情发展具有一定意义，特别是对于晚期患者可能更具有实际价值。

因此，我认为应用科学方法对中医扶正治疗开展研究是对传统医学继承发展的最好途径。中医的治则是从辨证开始的，因此研究中医的证是什么就是不能逾越的问题。我认为中医的证多数是疾病发生的病理基础和疾病发展导致的病理生理异常。例如气虚、阴虚的人容易发生肿瘤，同时肿瘤到了一定时期也会导致气虚和阴虚。而阴虚比阳虚、气虚更为深沉难治，西医治疗如放疗、化疗又均可能导致或加重阴虚。我们从内分泌、免疫学、细胞因子和抑癌基因入手，对中医证的认识就可能进一步深入。而通过对气虚、阴虚和气阴两虚的中药治疗，可以认识到这些中药对内分泌、细胞免疫功能、细胞因子及基因的调控。

中华人民共和国成立初期，在号召大家学习中医的同时，政府曾经选派有一定成就的青年中医在北京医学院系统学习西医。其中有一位还曾经是我的患者。他们对全国中西医结合起到了非常重要的作用，也是我那时学习中医的良师益友，因为他们懂得中医的精髓和西医对中医的困惑。例如方药中对阴阳的见解、阴是阳的基础和滋阴的治则，使我终身获益。

在我的博士生中有两位是世代中医出身，又在医学院校毕业的医师。他们共同的特点是对辨证论治全面准确，对我学习提高中医水平也很有帮助。申维玺经过与吴旻院士联合培养，取得了以下研究效果：①肿瘤放疗、化疗可以导致阴虚。②白细胞介素–1和肿瘤坏死因子等细胞因子可能是肺阴虚证的本质。后来他曾做深圳肿瘤研究所所长，继续关于阴虚本质的研究。郑玉玲通过循证医学，证实辨证论治对常见肿瘤的疗效。她后来曾经担任河南中医药大学校长，对中西医结合作出一定贡献。

随着多年的临床实践和在教学研究中不断学习，我对中医的认识也有一定的提高。首先，中医是中华民族几千年来与疾病做斗争的经验积累，其中包括肿瘤、心脏病、冠心病、高血压、感冒等，都离不开中医药。但是这些经验，到了21世纪强调循证医学的时代，需要通过研究达到更精准可靠的证实和诠释。不然就会像那句俏皮话："西医是让人明明白白地死，中医是让人糊里糊涂地活。"

第二就是从现代科学技术的角度进一步阐明中医的科学内容。拿经络来说，"循经感传"现在至少认为是一种客观存在的现象。但是现代的解剖学，哪怕是最时髦的解剖学，也解释不了这个问题。解释不了不

体验 AR 经络人

等于不存在，这时需要改变的是以往的解释体系，而现代的电生理就有希望阐明经络的存在，"络病学"至少已经是一种学说。

进入21世纪，肿瘤靶向治疗兴起，而且出现了只要具有相同的靶点用同一药品都会奏效。由于认识到很多常见肿瘤具有不同的受体和基因突变，需要用不同的靶向药物治疗。我们忽然悟到：这不是中医的"异病同治和同病异治"吗？而2015年兴起的精准医学也和我们的辨证论治是一脉相通的。只不过古人辨的是寒热虚实，而今天辨的是受体、基因和突变。但是，两者需要兼顾，需要融合。无论多么精准，每位患者的年龄、体质、免疫功能和病期不同，脏器的功能也都各异，医生也不能只看基因谱不看具体患者。因为治疗的是有七情六欲的人，不是机器。计算机无论如何在可见的未来也不能代替医生。所以，我常常告诫学生，做个好医生不能只会看化验单、X线片和病理结果，需要查体、望闻问切深入了解患者的虚实和精神活动。除了左手规范化以外，别忘了右手个体化，需要与患者交流、合作，动员他们自己抗病的积极性。

第三个层面，中医还是种文化。我认为，在中国，医学和文学、艺术都是相通的，其核心因为都是以人为本，都是"仁术"。在苏东坡、曹雪芹的著作里都存在中医中药的阐述。中国人有中国的文

化，用西方标准来评价，可能这个不对，那个不对，但是它是一种实实在在存在的，几亿人、几十亿人用了多少年都很有价值的。中国传统文化的争论，已经基本平息了，国家出台了向西方传播中国文化的重大举措。其实一个民族真正兴起，除了我们的商品走向世界以外，我们的科学思想、文化观念，也要走向世界。在这个过程当中，中医作为一种和生活观念非常密切的有价值的保健体系，或者是生活哲学，一个可以提高人们生存质量的知识体系，一定会伴随着中国文化走向世界，而且会大大丰富中国文化的内涵。

我常常感叹，研究中西医结合一方面要说服和感动中医界的前辈和广大同行，共同开展研究阐明祖国医学的作用；另一方面还要和各类形形色色假借中医行骗的骗子做斗争。在一些特殊时期，不许说中医缺点和提出问题，甚至乱扣政治帽子的做法不但不能使中医繁荣，反而对中医有害。允许百家争鸣会使中医发展和不断创新前进。但是也要注意另一种倾向，"真理说过头了就会成为谬误"，至少在临床肿瘤学领域内中医还不能代替手术、放疗和化疗，我们主张综合治疗，各自发挥长处，使患者获益。

我非常羡慕现在的青年一代医师，他们是幸福的继往开来的一代。他们再也不用为学习中医而遭人鄙视，也不再因触及某些"禁区"而受到批判。近代生物学、分子生物学、生物化学甚至物理学的发展，给他们提供了更优势的条件去从事这一难度较大，但却是十分光荣的研究事业。继承与提高，这双重的任务都落到了他们这一代人的身上。

中西医结合研究成果

访谈人："一片痴心寄黄芪"，开创了您与中药的渊源，也开创了药物治疗肿瘤的先河。那么之后在中药的抗肿瘤有效成分研究方面，又有过哪些研究成果？请您给我们举例说明一下。

孙燕：从天然产物特别是植物中提取可以用于临床的有效成分，一直是多年来学术界感兴趣的重要研究课题。现有的抗肿瘤药物中，植物来源的药物目前临床常用的有从长春花中提取和半合成的长春碱（VLB）、长春新碱（VCR）、长春酰胺（VDS）和长春瑞滨（NVB）；从紫杉中提取和半合成的紫杉醇（paclitaxel）和泰索（docetaxel）；从三尖杉中提取的三尖杉碱和高三尖杉碱；从我国特有植物喜树中提取的半合成的羟基喜树碱、CPT-11和托泊替康（topotecan）等。从中药雄黄发展的砷制剂治疗白血病也取得重要成果。其他如香菇多糖、猪苓多糖、黄芪多糖、齐墩果酸、熊果酸和人参皂苷等均已证明在临床上具有抑制病毒、提高免疫功能或生血作用。活血化瘀中药对鼻咽癌的放射增敏作用和通过抗凝血减少播散的可能性，也是人们关注的研究项目。

由于历史的原因，我们在 20 世纪 60 ～ 70 年代对于农吉利（野百合）、温莪术、鸦胆子油、肿节风、狼毒、神农丸、核桃枝、金荞麦等均曾在临床广泛试用，但由于方法学不正确，至今疗效肯定固然虚妄，连否定也是资料

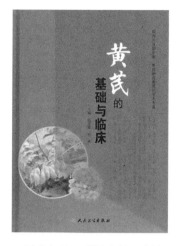

❖ 孙燕与陈可冀院士共同主编的《黄芪的基础与临床》

不足的。但也有比较好的例子，如河南省多年来从冬凌草分离出两种冬凌草素具有治疗慢性食管炎的效果；中药制剂增生平对食管重度增生患者预防食管癌具有一定疗效；从温莪术中提取的有效成分榄香烯注射液对控制癌性胸水有效等。我们相信，通过科学的方法和不懈努力，开展实验和临床研究，从中药中开发出临床有用的药物是可能的。

我们与意大利 Indena 药业的合作研究发现，黄芪调控细胞免疫的是一种多糖，而不是药典记载的皂苷。后来，我们将此作为药企质量控制的指标。

我十分有幸和陈可冀、张伯礼、黄璐琦院士等合作编写了我国第一部中药专著《黄芪的基础与临床》一书。大家可以从中读到典籍中和近代对黄芪的各个方面研究的成果。我和陈可冀院士还在兰州和北京主持过黄芪论坛，推进黄芪的基础和临床研究工作。

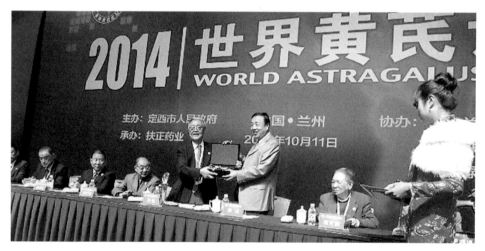

❖ 2014 年孙燕与陈可冀院士共同主持首届世界黄芪论坛（兰州）

访谈人：医学同仁在中西医结合方面的成绩是怎样的？请您简要为我们做一下分享和介绍。

孙燕：我国中西医结合已经取得一些硕果：在阐明中医证的本质方面，如沈自尹院士用中药调控肾上腺皮质功能；吴咸中院士在处理急腹症方面已经取得的重要成果；三氧化二砷本来是一种老药，到了我们这一代的血液病学家发现能治疗急性早幼粒白血病（APL），并且发现它的作用机制是调控 PML-RARα 蛋白诱导凋亡；扶正中药能促进患者的细胞免疫功能已经成为临床医师的共识而且用于临床实践；同样，如果没有近代肿瘤新生血管的知识，人参成分之一 Rg3 不可能成为抗新生血管抑制剂。

2018 年我和马军教授曾为《中国中西医结合杂志》书写"临床肿瘤学中西医结合进展与展望"一文，大家可以参考（中国中西医结合杂志.2018，38：901 — 905）。

在中西医结合研究的道路上，我们只走了小的一步。一个人毕生的精力是很有限的，需要更多的同道，特别是年轻的同道共同努力，才能够取得更大的成果。最大限度地应用现代医学的方法，去研究、阐明祖国医学，这样才可以大大推动祖国医学的发展和对人类作出应有的贡献的步伐。

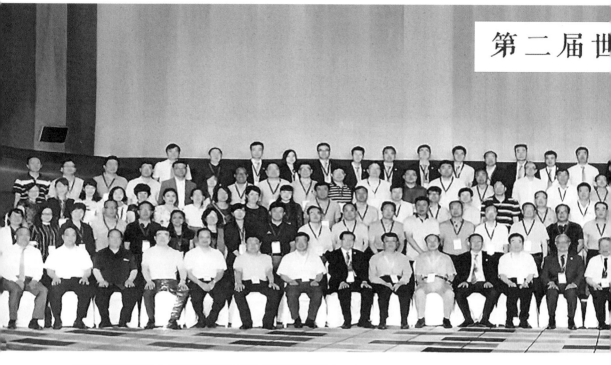

❖ 孙燕与陈可冀院士共同主持第二届世界黄芪论坛（北京）

访谈人：上工治未病，我们知道您对中医预防肿瘤情有独钟。您作为肿瘤内科专家，面对的患者很多都是进展中患者，而中医药讲究"治未病"，对此您怎么看？您认为应该如何更好地相结合守护人民健康？您本人在生活中是否也在践行中医理念？

孙燕：我对中医正虚学说情有独钟。早在医学院学习的时候就看到西医对感冒的处理特别简单，除了解热以外似乎就是观察，防止发生肺炎已经是很有经验的医生了。而中医则对感冒观察特别细致，首先要区分寒热虚实，风寒、风热、表虚患者的处理都有不同，特别吸引我进一步去学习。

亚健康人群的很多现代医学检查指标可能都在正常范围，但从中医辨证论治的角度就有些失常。所以要调理，很多人就会找中医。目前国家科技

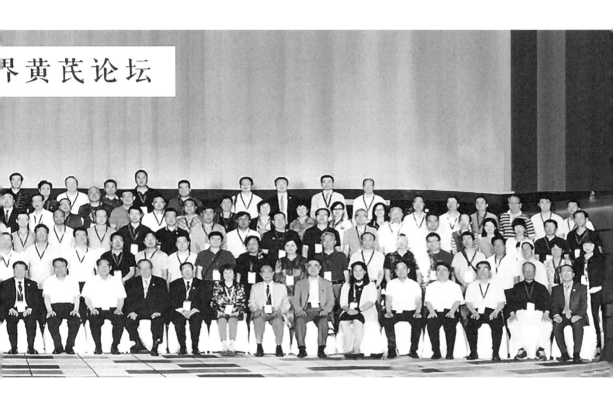

界黄芪论坛

项目——亚健康课题研究，这个领域就凸现出中西医的差异与中医学的实用价值。亚健康是一类状态，至少到目前为止，国内现代医学界对亚健康还是基本处于失声的状态；中医则不然，亚健康状态可以从中医"证"的研究和体质研究中演绎出来，针对个体、时间进行调整，能改变亚健康状态，这是很有价值的。

在临床肿瘤学实践中，现代医学在给患者手术、放射或内科治疗后，基本就是观察。而实际上我们在现代治疗后大部分患者都根据体质进行必要的中医治疗。我们比较早地注意到手术、放射治疗和化学治疗后都会导致患者气虚、血虚，而且会有"伤阴"的作用。术后中医辅助治疗，根据患者的具体情况加以适当调控，会带来很多裨益，其中包括生活质量和生存时间的改善。全过程管理已经成为目前临床肿瘤学的规范。

多年来大家发现，先天性免疫缺损、器官移植后长期服用免疫抑制剂和肿瘤治愈长期存活的患者，发生肿瘤的机会显著高于正常人群。

早期的研究说明，淫羊藿具有调控细胞免疫的作用。淫羊藿素（阿可拉定，Icaritin）是经酶转化得到的新的有效单体，是一个中药来源的 First in Class 的 I 类原创新药。现在我们完成了阿可拉定对比中药治疗乙肝导致的原发性肝细胞癌的 III 期临床研究，并获得了阳性结果。阿可拉定主要作用于蛋白复合体 MyD88/IKK-α 及炎症、免疫、癌症相关的信号通路，包括 TLR/NF-kB/IL-6/JAK/STAT3，是一个新的基于靶标的小分子免疫调节药物。阿可拉定可抑制与炎症免疫调节相关的关键信号通路，有可能避免因对体细胞长期反复的炎性刺激所导致的癌变，所以，将阿可拉定引入癌前病变的治疗具有一定意义。

以前，我们已经初步观察扶正中药对慢性萎缩性胃炎有很好的治疗作用；资料证明有的中药有利于慢性肝炎甚至肝硬化的恢复；某些公认的癌前病变如口腔白斑、胃溃疡和慢性萎缩性胃炎、子宫颈糜烂等有可能通过中药治疗好转。所以，我认为中西医结合在预防领域内是大有可为的。

同样，康复也是中医的强项之一。祖国医学重视疾病治疗后的康复，其实也是预防复发的措施。这方面除了药物以外还有锻炼和按摩等。如果加以观察、规范，均可对肿瘤患者有益。

基于这一思考，未来我们计划针对慢性萎缩性胃炎和慢性肝炎这两大医生最棘手、患者迫切需要处理的癌前病变开展临床试验。

访谈人：经过几十年的研究，在您从事的临床肿瘤学中已经取得一些中西医结合治疗肿瘤的共识，甚至写入规范。

孙燕：在临床肿瘤学中已经形成一些重要观点：①肿瘤诊疗需要辨病又辨证。②扶正与祛邪兼顾。③治病又治人才能长期控制。④分子生物学和现代免疫学是目前中西医治疗肿瘤的归宿，是研究的重点和目标。

医学的进展是全球人民的财富。从这样的高度来看，世界需要中医，构筑健康中国、中西医结合的进展是我们民族对世界人民健康作出的特殊贡献。

初心中的爱国情怀

访谈人：孙院士，在和您的交流中能够深深感受到您对祖国医学发自内心的认可，您从事中西医结合研究，是否也饱含着一种家国情怀？几十年如一日的辛勤研究和培养后辈的初心是什么？

孙燕：我还记得 1980 年 5 月我第一次参加在圣迭戈召开的美国临床肿瘤学会时，有关中国淋巴瘤临床特点的 10 分钟报告被安排在那一专题的最后，但来听的除了一大屋子听众以外还有专门开车赶来的 Rappaport 教授等。报告后大家的提问延长了两小时，其中包括了很多在美国工作的台湾同胞。他们很可能并不注意孙燕是谁，他们主要是希望了解中国。1993 年我应邀到新加坡会诊，由于多次在电视台露面，走到街上也有人打招呼表示祝贺。1995 年我在亚洲临床肿瘤学会报告中对我国淋巴瘤特点和治疗结果分析以后，提出了治疗淋巴瘤的新观点，友好的同行赞誉为"中国模式"，我清醒地明白这是由于对中国的崇敬。这种爱国情怀，同样在欧洲和美国学术会议的讲台上一次次地被强化。

爱国心在我们这一代人中根深蒂固，我们不可能不顾国家的利益而只考虑个人的利益。这没有什么商量，甚至没有什么动人的思想过程。回想一生走过的路，我曾多次对青年医生说，人不可能十全十美，我自己终生追逐的目标就是做爱国者、好医生、好老师，我要活到老、学到老、检讨到老……

对祖国医学发自内心的认可，以及我这一生在中西医结合方面所做的探索，都是因为我们这一代人将个人荣辱和祖国命运紧紧地联系在了一起，也希望在我们一代又一代人的努力下，中西医结合能够让祖国医学更好地护佑人民健康。

访谈人：感谢您今天和我们坦诚的分享。听了您的人生故事、成长经历，对我们每个人都是一次激励和灵魂教育，听了您对于中医药的看法、建议和意见，对中医药从业者和爱好者也都是一次勉励和鼓舞。再次感谢您的分享，祝您身体健康，工作顺利！

（于梦非 张立军 张和平）

中西医互鉴

中国特色医学必由之路

汤钊猷

二〇二三年七月

大家面对面

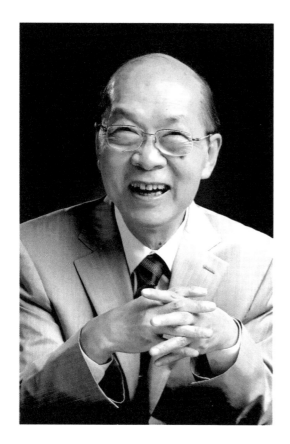

汤钊猷

肿瘤外科专家
中国工程院院士

小肝癌研究奠基人，从事西医癌症临床50余年，一直同步用中医，他认为中华哲学思维是创立"中国新医学"的钥匙。

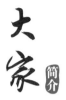

大家简介

汤钊猷院士，肿瘤外科专家。1930年12月出生，广东新会人。1994年当选为中国工程院院士。20世纪60年代末从事肝癌研究，特别是在肝癌临床诊治和基础性研究方面成就显著，曾获得1985年和2006年国家科技进步奖一等奖。

肝癌被称作"癌中之王"，汤院士自20世纪60年代末从事肝癌研究以来，由于在肝癌早诊早治方面的突破，使小肝癌手术切除后5年生存率达到60%，对不能切除经治疗缩小后再切除的患者，其5年生存率也达50%，真正使肝癌患者从"走进来，抬出去"变成"走进来，走出去"，实现了肝癌从"不治之症"向"可治之症"的转

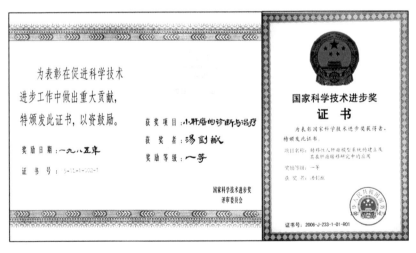

❖ 汤钊猷院士荣获国家科技进步奖一等奖证书

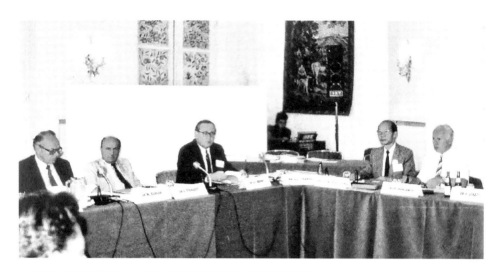

❖ 1990年汤钊猷院士（右二）当选为国际抗癌联盟理事

化。他首次提出的"亚临床肝癌"概念和相关理论，被国际权威称为"是人类认识和治疗肝癌的巨大进展"，使我国肝癌临床诊治水平长期处于国际领先地位。

在临床上为患者驱赶"死神"之余，汤钊猷院士不吝于向同行和民众分享他的专业思考，先后撰写出版了高级科普读物"控癌三部曲"，将其临床经验和反思倾囊相授。

汤钊猷院士更是从未停止过对医学领域的思考。耄耋之年，他出版了《西学中，创中国新医学——西医院士的中西医结合观》；年逾九十，笔耕不辍，推出了《中华哲学思维——再论创中国新医学》。他对医学的思考，跳出了癌症领域，逐步博极医源，从西医方法到中医思维再到中华哲学思维，汤钊猷院士开始思考并致力于提出一个新的医学体系和其相应的话语体系，以期通过自己的探索，为现今中西医结合的困境寻找一个突破口，为"中国新医学"的创立找到一把"钥匙"。

2023年2月，《西医大家话中医》访谈组很荣幸和汤钊猷院士面对面，来听听其在几十年的医学工作中，在中西医结合中有哪些经验所得，以及他对于中医药发展的一些建议和看法。

与中医结缘的亲身经历

访谈人：汤院士，您在年近九十的高龄，撰写出版了一本在业界具有很高影响力的著作：《西学中，创中国新医学——西医院士的中西医结合观》。您作为一位享誉全球的西医专家，为什么要耗费如此大的心血来倡导"西学中"呢？您又是如何了解到中医并与其结缘的呢？是什么样的背景下，您提出了要"西学中"呢？

汤钊猷：其实我没有资格来讲这个问题，因为我没有系统地学过中医，我对中医只能说略有了解。要说如何与中医结缘，那就得说到我的老伴。我的老伴是大学同窗，她搞内科，我搞外科。但她后来又响应毛泽东主席的号召，参加了西医脱产两年学习中医。几十年来，我目睹她用中西医结合的办法治好不少西医治不好的疑难患者，最显著的是顽固性肝硬化腹水患者。

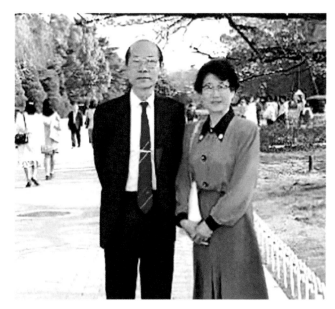

❖ 汤钊猷院士与夫人合影

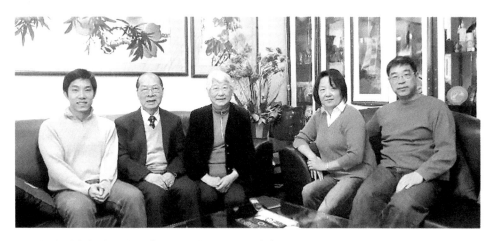

❖ 汤钊猷院士与家人合影（2013 年摄于上海家中）

　　而我的家人得了需外科治疗的病，却用中西医结合治好而免除手术。我儿子、老伴和母亲患急性阑尾炎，都是用针灸治好的；特别是91 岁的母亲，阑尾炎穿孔并发腹膜炎，针灸 9 天后就治愈了，又活了 5 年。我大哥因脑梗死导致吸入性肺炎，用"肺与大肠相表里"理论应用中药，免除了气管切开，又活了 3 年。还有一位法国患者，患神经系统疾病而生活无法自理，靠激素和化疗度日，病情每况愈下。老伴用中药治疗，1 年后完全康复；患者又希望怀孕生子，老伴先为其调理月经，不久果然怀孕，后生下女儿。但反观我的老伴，晚年因肺炎卧床。就是因为我不会开中药、不会用中医疗法，她只能做气管切开，半年后就遗憾过世……

　　我自己在 20 世纪 50 年代，也响应国家号召，用针灸治疗急性阑尾炎，并在《中华医学杂志》英文版发表论文；后来又跟随老中医研究过辨证论治和非辨证论治治疗肝癌。近十几年来，我一直在研究一个 5 味药的小方，松友饮（黄芪、丹参、枸杞子、山楂、鳖甲）对于肝癌手术后复发的治疗作用及其作用机制。这些也算是我和中医结缘的一个原因吧。

　　亲身经历了这么多中医药临床治疗的事件，我深切体会到中医的可取和神奇之处，以及西医的局限性。至于为什么要倡导"西学中"，我从医近 70 年，深感现代医学进展毋庸置疑，但仍存在着"重局部、轻整体，重消灭、轻改造"等诸多问题。西医在局部方面远胜中医，但中医在整体方面却有优势，为此，中西医应可互补。现在临床上遇到小肝癌的患者来看诊，我一般还是会建议符合手术指征的患者先手术，毕竟单用中医药治疗小肝癌很有难度。但手术的弊端也不容忽视，那就是后续的复发和转移。这个时候中医药的介入就很有裨益。所以我觉得，西医学习一点中医可以开阔眼界，是在"治疗工具箱"中增加工具的过程，非常有必要。

再者，我国医学不能长期成为西方医学的延伸，当前中国崛起，有明显中华哲学思维的背景。医学要形成中国特色，同样离不开中华哲理，而中医正是中华哲理在我国医学上的体现。当前西医仍为我国医学的主流，如果要形成有中国特色的医学，西医学点中医就成为必需的前提。

1960

Chinese Medical Journal, 80:103-108, February, 1960.

ACUPUNCTURE IN TREATMENT OF ACUTE APPENDICITIS
REPORT OF 116 CASES

DEPARTMENT OF SURGERY
CHUNG SHAN HOSPITAL OF THE SHANGHAI FIRST MEDICAL COLLEGE
SHANGHAI

In 1902 at the Paris Surgical Society Conference the principle for treatment of acute appendicitis was laid down as "once the diagnosis of acute appendicitis is established, immediate surgery is indicated". This cardinal principle has remained unchanged for more than half a century. The use of acupuncture in the treatment of acute appendicitis in our country has challenged this time honored concept and it is our purpose to present

2. SEX. There were 73 male and 43 female patients.
3. DURATION OF ILLNESS BEFORE HOSPITALIZATION. The longest duration was seven days, the shortest three hours; the majority were admitted within 48 hours (Table 2).
4. TEMPERATURE ON ADMISSION (Table 3).
5. SIGNS. a. *Signs referable to abdomen.* All patients had tenderness over

❖ 汤钊猷院士的针灸治疗阑尾炎论文

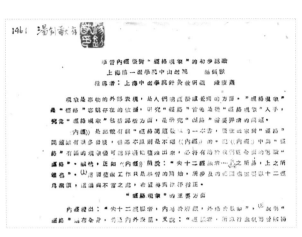

❖ 汤钊猷院士关于"经络现象"的研究论文稿

访谈人：其实中医并没有癌症和肿瘤这些名词，较多地是结合各种癌病的临床特点而予以相应的命名，如甲状腺肿瘤叫"石瘿"，肝癌类叫"肝积"，乳腺癌叫"乳岩"，等等。您对于中医治疗肿瘤的理念有所了解吗？在平时出诊或者科研工作中，会使用中医药诊疗疾病，或者进行研究吗？

汤钊猷：在 20 世纪 50 年代末，我也响应号召，曾担任针灸名家陆瘦燕领衔的上海针灸经络研究组秘书，浅读了《黄帝内经》，后来又多次再读《黄帝内经》，深感《黄帝内经》正是中华哲学思维在医学上的体现。当年也曾和老伴设计了攻补兼施的"消积软坚方"治疗不能切除的肝癌；也曾和老中医合作，进行辨证论治和非辨证论治（中药合并化疗）治疗肝癌的研究，确感中医的灵魂在于中医的理论。我没有系统学过中医，所以在临床上只是偶尔用点中药，而不敢系统应用。

古稀之年，我研究了老伴为小肝癌切除后预防复发的中药小复方"松友饮"，在动物实验中发现，只含 5 味中药的松友饮，还有分化诱导、抗炎、抗缺氧和促进免疫的作用，而这几个方面正是西医消灭肿瘤疗法所带来的负面问题。实验证实松友饮确有助提高手术、化疗、放疗的疗效。

对于中西医结合的深刻思考

访谈人：您觉得现在的医院里，中西医结合的现状怎么样呢？

汤钊猷：现在临床上的中西医结合现状，让我有过非常深刻的一个体会，那就是中医和西医并用，不等于中西医结合！这个想法来自我们20世纪60年代的临床教训。当时正在攻克肝癌治疗的关键阶段，面对比较危重的肝癌患者，我们临床从小剂量化疗加到大剂量化疗，效果还是不佳，我们就想起中医不是可以清热解毒、活血化瘀、软坚散结嘛，就一股脑都用上，用西医去"攻"，用中医也去"攻"，本以为可以双管齐下，疗效翻倍，却没想到患者的病情更重。后来我们发现，西医用化疗的时候中医其实要补，这样患者的生存期才会延长。从这个经验总结，西医一定要学一点中医，不是为了临床开方子，而是有了中医知识，就可以用中医的思维来应用西医方法。

可现在的问题就是西医能够认真学中医的太少了，当初我因为老伴懂中医，又一直在自学中医的缘故，多少还是有一些中医基础。但现在的西医，则基本没有这个背景。所以，临床上真正做到中西医结合很难，有了问题就请中医科医生来会诊，但中医科的医生因为并不了解整体病情，一听到"癌"，立刻就会想到清

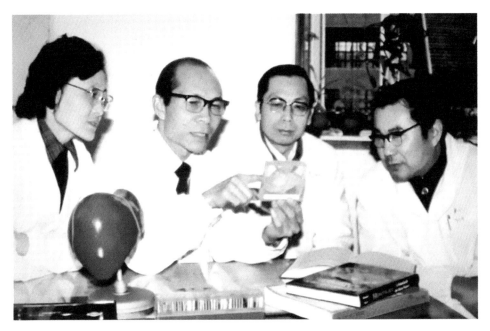

❖ 汤钊猷院士与部分第一梯队成员合影（摄于 20 世纪 70 年代）

热解毒、活血化瘀、软坚散结，最后适得其反。几十年前，我们都在倡导西学中，现在反而大量的在"中学西"。可是，如果中医中药西医化，那就丢掉了中医的根本，也就是中医的理论。中医的理论是中华哲学思维的体现，丢掉了太可惜。

访谈人：那您觉得西医该什么时候开始学习中医比较好呢？

汤钊猷：我觉得 20 世纪 50 年代末 60 年代初的"西学中"制度值得参考及推广。那个时候，是让一些已经具有较为丰富的临床经验的西医去学习中医，而且不是浅尝辄止，是学整整两年。我的爱人当时去西学中的时候，中医的经典著作全部都要学习。除了理论学习，还要跟着那时候的中医大家，如裘沛然、张耀卿、张伯臾等抄方、出诊、做临床，这才能理解以中国哲学为思维基础的中医理论。

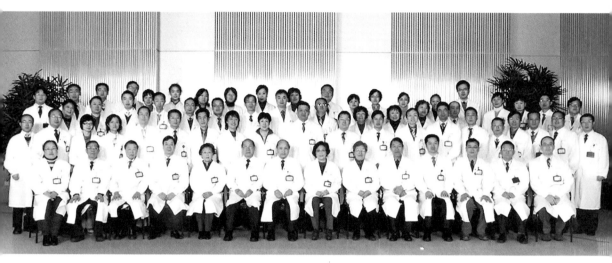

❖ 汤钊猷院士与新旧团队合影（21世纪初）

我个人觉得，西医学生，如果是 5 年制学习，其中至少要有 1 年去学习中医，学经典理论，还要跟师出诊。当然我也知道，这是很难的，一个教学体系的形成不是一日之功，还是得有一批领军人物，要懂中医，同时要懂西医，最好还要懂点大科学、大数据，才能真正推动"西学中"落到实处。

访谈人： 在西医中，一般关注的是具体的"病"，凸显治疗的精准，具有"点对点"的逻辑特色。在中医里，一般是强调范围更广一些的"证"，体现规律和共通性，侧重归纳和梳理"点与面"的归属关系。从中

汤钊猷： 我认为这应该从中华哲理的角度来看。我在这里说一点个人的想法，或许是管中窥豹。我将传统的中华哲理概括为简单的 3 个词——不变、恒变、互变。世间存在着一个不被干预的自然法则，这是不变的，如生老病死，不仅人有，非生物也有，恒星也有，这是不变的；但是任何事物都不断地在变，对立双方也在互变。这就是中华哲学的"道"。"道"就是"阴阳"，"道"就是"矛盾"。"阴阳"不是迷信，是关于事物变化规

西医肿瘤疾病诊断和治疗的角度，您认为如何更好地将"中医辨证"与"西医诊病"相结合，实现中西医疗疾理念的相得益彰，为中国肿瘤临床和基础研究视野的发展，拓展一条具有"中国特色"的创新之路？

律非常科学的描述。

放在医学上来说，局部和整体就是阴阳，消灭与改造是阴阳，微观与宏观也还是阴阳，祛邪与扶正又是阴阳，堵塞和疏导又是阴阳……"阴阳既对立又互存"，没有"阴"何来"阳"，所以不能只看阴不看阳，即毛泽东主席所说"不能只看见树木，不看见森林"。为此，"精准与模糊""局部与整体"是对立互存的。西医与局部、静止的哲学思维相联系，而中医则与整体、动态的哲学思维相联系，二者刚好可以互补。

其实当前就有一个明显的例子，为什么中国抗疫胜欧美，就是因为我们不仅重视"精准"（病毒鉴定、核酸检测、疫苗制备），也重视"模糊"（戴口罩、隔离、高中低风险分级、中医介入、人民投入）；而欧美只强调精准，而忽视模糊。例如肝癌治疗，西医根据诊疗规范选择手术或非手术治疗，如果结合中医辨证是阴虚，则可以再加上已有千百年经验的中医阴虚治疗而提高疗效；因为现代医学也已发现，激活交感神经促癌转移，而老伴的研究证明，阴虚刚好是交感神经处于激活状态。

中华哲学与中医药学的巨大价值

访谈人：在您的"控癌三部曲"著作中，将《孙子兵法》《老子》一类传统文化著作，包括论持久战之类思想应用到了医学中，包括您最新出版的专著也以中华哲学思维为中心。这些跟医学表面看起来并不相干的理论，为何成为您多年来关注的重点？"人文"又在医学中扮演了什么角色？

汤钊猷："人文与科技相辅相成"已成为共识。我从医前面大半辈子关注医学硬件（医学理论与技能），到了耄耋之年，深感软件必不可少。就像电脑，硬件与软件缺一不可。中国崛起，离不开中华文明，而文明的核心是中华哲学。《易经》《道德经》《黄帝内经》《孙子兵法》《矛盾论》和《实践论》都是中华哲学的代表作。

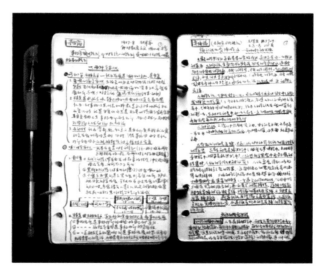

❖ 汤钊猷院士《矛盾论》和《实践论》学习笔记

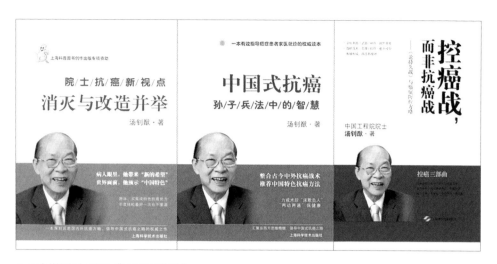

❖ 汤钊猷院士所著"控癌三部曲"

刚才说了，中华哲学我粗浅认识就是"不变、恒变、互变"6个字。存在着一个"不变"的自然法则，即"道"。"道"是永不停息的变，即"恒变"；变总是对立双方的"互变"，互变至"阴阳中和"，即恢复和谐、协调或复衡；"阴阳中和"既是自然法则，又是处理自然（包括医学）和社会失衡的大法。换言之，要顺应自然，要全面看问题，要一分为二看问题，要动态看问题。和谐相处、协调应对、恢复失衡是处理自然和社会问题的重要原则，而反复实践才能检验其正确与否。

哲学是人类对事物本质探究的最高手段，当然也指导医学。医学取得成效者多符合哲理，而失败或最终淘汰者常有逆于哲理。如果学一点中华哲学，在医学上就可能少走弯路。新冠疫情已让人们反思，人类要与大自然和谐相处，因为自然法则是"不变"的，是不以人的意志为转移的，过度干预必然会受到大自然的报复。这对医学同样有启发意义。

前面已经说过，"阴阳互存、互变"，局部与整体既互存又互相影响。我们不能只看局部，不看整体。如果现代医学能借鉴中华哲学思维，将可能在局部的基础上，再扩展出整体的领域，从而更加全面。例如癌症在局部切除后，如果再加上整体的干预，疗效可能更好。整体的干预就可包括神经系统的干预、免疫系统的干预、内分泌系统的干预、代谢的干预，以及综合干预。像适度运动有助提高疗效，中医药也属于综合干预，因为中医复方就含有诸多成分。这也是我认为中西医有互补的空间，而不是完全对立的，是中西医可能结合的哲学基础。

访谈人：的确，"人文"对于医学的指导是至关重要、无处不在的。您在新书《中华哲学思维——再论创中国新医学》一书的第一章，就详述了自己读《易经》《道德经》《黄帝内经》的感受与思考。您认为这些经典中，蕴含了中华民族独有的世界观和哲学体系，对中国新医学的发展方向具有指导作用。其实，一直以来，中医的文化属性和价值也一直被大众津津乐道。您这几年出版的著作

汤钊猷：我一辈子从医，都快70年了，前面的大半个世纪，我都在研究"硬件"，也就是怎么开刀。而对于"软件"，也就是医学中的理论很少思考。但是到了七八十岁，我就觉得，软件必不可少。我的办公室的这个东西很值得大家看一下——这大概是中国第一台引进的苹果计算机，是1979年中美建交之后引进的。但有了机器"硬件"，却并不能做什么，直到我用了半年时间编写程序，有了"软件"，才能储存我的病历资料，发挥作用。那个时候我就逐渐体会到，光有硬件不行，还得有软件。

下棋同理，你有车马炮，我也有车马炮，为什么你赢了、我输了？因为你的棋艺比我好，棋艺就是软件。软件、硬件都必不可少，相辅相成，硬件是基础，软件是灵魂。80岁之后，体力下降、听力下降，很多具体的临床事务已经开始吃力，"硬件"我就渐渐不做

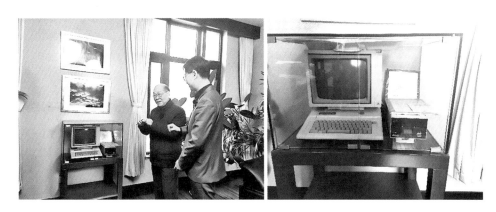

❖ 汤钊猷院士给项目组讲解 1979 年带回国的微电脑

中，也是集中在了哲学、文化这一领域，是什么促使您对中国传统医学文化感兴趣呢？您觉得中医药除了诊疗价值之外，是否体现出了中国传统文化的特点或优势？

了，转而开始思考"软件"的问题。思考能不能用中国的这些思维来指导西医学，在临床上，做到消灭与改造并举。

中华哲学之所以重要，因为它是中华文明五千年的精髓，而中华文明和其他古文明一样久远，中华哲学是唯一从未中断的原生哲学。五千年来中华民族的繁荣昌盛，直到当前的崛起，都离不开中华哲学。讲到中华哲学，一直有"中华三经"之说，即《易经》《道德经》和《黄帝内经》。

所以，《黄帝内经》不仅是医学经典，更是哲学经典。我以为《黄帝内经》正是中华哲学在我国医学上的体现。我提倡"西学中"，这个"中"是一语双关的，既是中医，也是中华哲学。我以为中医理念（如整体观、阴平阳秘、辨证论治等）是中医中药的灵魂，因为它反映了中华哲学。如果"废医存药"，中医便不复存在。为此，当前的"中学西"切忌中医西医化、中药西药化。

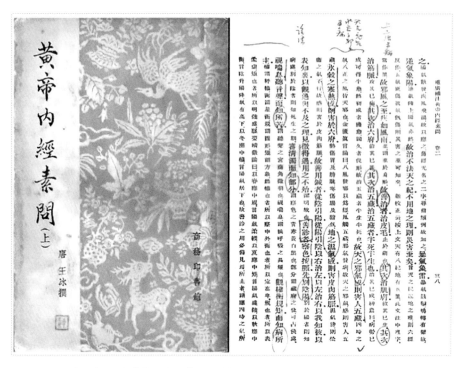

❖ 汤钊猷院士早年研读《黄帝内经》的眉批

访谈人：社会上一直也有种声音，否定了中医药的这种文化价值，鼓吹中医药无用论，说中医是"伪科学"，还有部分声音，将中医与医疗专业活动隔离，过度且片面地强调中医的保健作用，忽视了其在疾病诊疗中的特色价值……关于上述中医药当中的不当定位，您如何解析，又有何建议？

汤钊猷：如果中医不是科学，则中西医结合便无从谈起。我以为科学观有广义的和狭义的。狭义的科学观和局部、静止的哲学思维相联系，认为只有弄清机理的"白箱"才是科学，所以中医不是科学。而广义的科学观则和整体、动态的哲学思维相联系，黑箱与白箱相辅相成，没有绝对的黑箱，也没有绝对的白箱。从这个角度看，中医是科学。既然知之不多的"黑洞"获得诺贝尔奖，为何知之较多的"中医"不是科学？

中医是在中华哲学指引下，经千百年与疾病斗争的实践中形成的，并已上升为理论，如与疫病斗争而形成的温病学说。您说为什么当

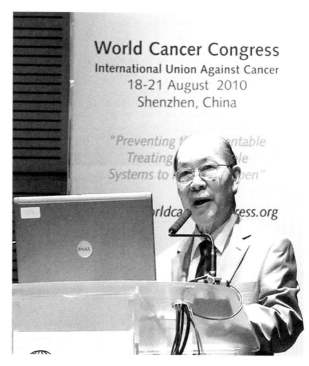

❖ 汤钊猷院士在世界癌症大会上演讲（2010年）

前常认为中医只有保健作用，可能与近百年科技呈井喷式发展，医学也因分子生物学而进入"精准医学"时代，相比之下传统医学似乎没有如此辉煌的业绩。另外"西学中"变成"中学西"，中医药的西医化也冲淡了对中医临床价值的认识。如果有更多"西学中"，相信会形成中西医互补而提高临床疗效的共识。

西医治病聚焦"病"的局部，难免忽视了患者是有情感、有思维、有社会属性的人。而中医更关注"患者"这个整体。由于看待问题的思路不同，中西医的疗效评价有很大差异。以癌症为例，西医认为肿瘤大小是判断药物是否有效的标准，几十年来只筛选出莪术（含榄香烯）等少数几种中药，从而认为中药抗癌的价值寥寥。

其实中医治疗癌症的优势是通过整体调节，提高机体的抗病能力，达到有好的生活质量，包括带瘤生存。如以西医疗效标准衡量，则认为中医药无效。我曾遇到一位肺癌患者，放化疗后肿瘤完全

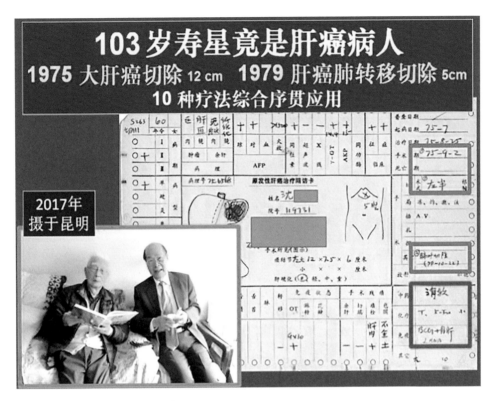

103岁寿星竟是肝癌病人
1975 大肝癌切除 12 cm　1979 肝癌肺转移切除 5 cm
10 种疗法综合序贯应用

2017年
摄于昆明

❖ 汤钊猷院士与肝癌百岁寿星合影

消失，却在 3 个月后因全身广泛癌转移而去世；也曾见过有的患者接受中医治疗，肿瘤没有缩小，却带瘤生存了很多年。肝癌手术切除是最好的疗法，但术后复发转移仍是瓶颈，即使再手术切除，或用放化疗，也没有完全解决问题。过去曾对一些手术后的肝癌患者用调补类中药巩固治疗，他们中的大多数比较稳定，较少发生复发与转移，这说明中医药治疗癌症的思路可与西医治癌互补。

为此我建议，中、西医要相向而行。既要中学西，更要西学中，以便有共同语言；要研究中西医结合的疗效标准，对于癌症，应包括有生活质量的带瘤生存；研究西医疗法的中医属性，避免重复或对消，如果化疗属破气破血之品，则不宜再合并中医攻下之剂；研究有效中医疗法的机理，让更多黑箱变为白箱，这样西医也能认可；研究重点疾病的中西医最佳互补，从而提高疗效，提振信心。

访谈人：现在是个大健康的时代，除了治病，国家同时也强调增强国民体质，防病于未然的理念。您也一直在专著中强调，医学只是对"生老病死"这个自然法则重大失衡时的适度干预，日常生活中的"纠偏"才是每个人都应该学习和实践的。那么，您怎么看待中医在中国大健康产业发展道路中的价值？

汤钊猷：习近平总书记在全国卫生与健康大会上说：要提倡健康文明的生活方式，树立大卫生、大健康的观念，把以治病为中心转变为以人民健康为中心。我认为，这的确是卫生工作治本之道。新冠疫情，同样是老人，有些得病，有些不得病，其根本原因可能就是《黄帝内经》所说"正气存内，邪不可干"。为此，"健身祛病"是疾病防治中的重点。

而且在疾病的治疗中，"养生"也是很重要的、却常常被忽略的领域。我提出要"控癌"而非"抗癌"，消灭与改造并举，就是在读了毛泽东主席《论持久战》受到的启发。癌症从疾病初始到形成癌症，有时长达十几年，比如肝癌，先从肝炎开始，到肝癌，从早期肝癌到晚期肝癌，时间很漫长。既然是慢性病，进展时间长，康复时间也长，所以说是持久战。现在往往以为，肝癌开刀切掉就解决问题了，不行的，开刀后还要注意适当的运动，提高免疫功能，这样才能够减少复发。所以，对付癌症这种持久战，大方针就是预防为主、早诊早治、做好治疗，这就是消灭与改造并举。

过去总是重视"消灭"，但忽视"改造"。"改造"就是"改造生活方式"，注意养生。比如大家都知道黄曲霉素是诱导肝癌的重要因素，那在生活中就要做到避免摄入霉变的食物。如果一边手术治疗，一边不忌口、不养生，抽烟、喝酒样样来，那治疗不会有好的效果。所以，养生是有非常重要的医学价值的，而中医的养生理论是非常扎实的，也有很好的人民基础。

我认为医学在养生方面的目标就是"助人终其天年"，要达到这个目标，首先就是要顺应自然，不做违反自然法则之事，重点就放在"后天变数"的处治方面。其中生活方式便是重中之重。《黄帝内经》说"上古之人，其知道者，法于阴阳，和于术数，食饮有节，起居有常，不妄作劳，故能形与神俱，而尽终其天年，度百岁乃去"。又说"今时之人不然也，以酒为浆，以妄为常，醉以入房，以欲竭其精，以耗散其真。不知持满，不时御神，务快其心，逆于生乐，起居无节，故半百而衰也"。这是对"长寿"与"短寿"的精辟论述，如果能顺应自然，重视生活方式，则可"终其天年，度百岁乃去"，反之便会"半百而衰"。说明长寿与短寿"互存"，又因是否顺应自然和不同生活方式而"互变"。我以为这也是中医在养生方面的精辟概括。

中国医学，因为有了在中国哲学思维孕育下的中医，在思维上有很多与西医思维的不同。西方养生，重体育锻炼、合理营养和保健品等，但常认为越多越好，并常"重形轻神"；而中医"法阴阳"的养生，至少在理念上，顺应自然，形神并重，刚柔适度，阴平阳秘，当可补其不足，从而形成崭新的养生而贡献于大健康。

发展中西医结合的新医学是
中国医学发展的必由之路

访谈人：您致力于中国新医学的创立，其"新"字的核心体现在"西学中"，并在书中从"洋为中用""古为今用""近为今用"3个层次和角度详尽论述了中国新医学创立的宏观顶层设计与方法论。数十年医学探索的思想精华，令人叹为观止！您说的"西学中"，一定不是简单"西+中"，而是中医药与西医药的融合与创新发展。那么，想请教您，这个基于西学中的"新"字该如何具体理解与品读，究竟应该如何做到创新融合发展？

汤钊猷：创中国新医学，这个"新"字，就是既不完全同于现代医学（西医），也不完全同于传统医学（中医），而是中西医的互补与创新。我们国家的主流医学发展就两条路，一是紧跟西医，力图超越。但在这一条路上，中医肯定是要做"老二"的，中国现在在国际上的政治、经济地位都已然崛起，在医学发展上也不可能永远做西方医学的延伸。还有一条路，就是发展中西医结合的新医学，我个人认为，这也是中国医学发展的必由之路。

习近平总书记在2014年两院院士大会上指出，"不能总是指望依赖他人的科技成果来提高自己的科技水平，更不能做其他国家的技术附庸，永远跟在别人的后面亦步亦趋。我们没有别的选择，非走自主创新道路不可"。我们之所以有条件创中国新医学，是因为近百年的"洋为中用"，已大大缩短了与西方的差距；更因为我们还有经过几千年实践形成并已上升为理论的中医。

这个"新"字的核心是"洋为中用+中国思维"，中国思维的内涵是"中国国情+中华哲学"。倡导新医学，不是说两者要"打仗"，一定要一方灭掉另一方，西医和中医，本就是两个可以取长补短的医学类型。我还用肝癌来举例，西医切一刀，把瘤切掉了，中医很难做到；但西医手术解决不了的复发转移问题，中医中药却有好的疗效，所以完全可以两条腿走路。

但是新医学的路也并不是很好走的，脱胎于完全不同哲学背景和时代的医学体系，想要相融谈何容易！两条腿走路，如果一条腿长、一条腿短是要摔跤的，步伐一定得和谐和协调。目前来看，这是一个异常艰巨和长期的任务，需要上百年甚至几百年的时间。

这个艰巨的任务需要分两步走，在西医没有学习中医前，第一步是"洋为中用"，力求超越。例如我们质疑两百年来的杀癌疗法，通过实验研究，发现杀癌疗法促残癌转移，如果加上没有直接杀癌作用的分化诱导、抗炎、抗缺氧、提高免疫等（改造疗法），便可提高疗效，从而提出"消灭与改造并举"。还可以"学习西方＋孙子兵法"，如"不战而屈人之兵"隐喻预防为主和非侵入诊疗；"善战者胜于易胜者也"隐喻早诊早治和简易诊疗；"以十攻其一也"隐喻综合治疗；"以正合，以奇胜"隐喻既重视规范更需创新取胜，等等。

第二步是广泛"西学中"后，重点研究中西医结合，但不同于简单的中西医并用，而是取长补短，提高疗效，为此要研究西医疗法的中医属性，避免重复或抵消。中西医都要熟悉对方的理论，这样才有共同语言，不能你说阴阳，我说手术，你说肺气，我说肺叶，鸡同鸭讲。还需要研究中西医结合新的诊疗标准，比如西医将肿瘤的缩小、癌细胞的消失视为治疗有效，用这个指标评价的话，中医治疗肿瘤可能就压根"没效"，但患者却可以好好地生活3年、5年，甚至8年。西医认为"消灭"病原体有效，但中医认为不用消灭，只要"和平共处"就有效……所以，新医学的诊疗标准和疾病的评价指标都需要重新建立。建立用于中西医结合研究的平台，解决辨证论治动态治疗和复方的循证医学方法问题，研究用大数据等先进科学方法以取得中西医更多共同语言，而培养中西医结合的领军人才更是重中之重，等等。

访谈人：诚如您刚才所说，"中国新医学"的新，就是要中西互鉴，要有机协调融合。那么，这个"新医学"架构的成立，前提必然是中西方医学的各有所长，优势互补。那么您认为，东西方医学具体可以在哪些方面形成互补呢？

汤钊猷：前面说过，从"阴阳互存"的角度，在医学上还可引申为"局部与整体""微观与宏观""辨病与辨证""攻邪与扶正""堵杀与疏导""单一与综合""精准与模糊""多益与复衡""速效与缓效""侵入与非侵""被动与主动""高精与简易""治病与治人""重刚与重柔"等。《黄帝内经》说"夫阴阳者，数之可十，推之可百，数之可千，推之可万"，可以引申出无穷无尽。

如前所说，西医与局部、静止的哲学思维相联系，中医与整体、动态的哲学思维相联系，大家可以看到，西医重局部轻整体，而中医则重整体轻局部；西医在局部方面远胜中医，而中医在整体方面有其优势，为此中医和西医刚好可以互补。前面所列出的医学上诸多"阴阳"，西医刚好重前者而轻后者，而中医则偏向重后者而轻前者，中西医优势互补，有助于提高疗效，并形成有中国特色的新医学。

但要达到互补需要有一个前提，即双方都要认同"阴阳互存"这个哲学思维，就是不能只看阴不看阳，同意全面看问题，同意一分为二看问题。如果不认同"阴阳互存"，不同哲学观相互碰撞可能导致"战争"；如果认同，则可出现"互鉴"。正如习近平总书记在2019年亚洲文明对话大会上说"文明因多样而交流，因交流而互鉴，因互鉴而发展"。

从历史发展看，西医走的是一条"从理论到实践"的路子，即弄清理论再实践。例如当前的"精准医学"，以癌症为例，先弄清与癌相关的基因，再针对这个基因制备分子靶向治疗剂，进行实验研究，然后进行临床随机对照研究，才能进入临床。而中医走的是一条"从实践到理论"的路子，即通过实践证明有效，有条件再弄清机理。最明显的例子，是实践中发现三氧化二砷（砒霜）治疗一种类型的白血病有效，然后再弄清其机理是分化诱导，让肿瘤"改邪归正"。我国几千年的神农尝百草、当前的中国道路，都主要是"摸着石子过河"，通过实践再完善机理。前面一条路子，再好的理论，如分子靶向治疗，最终仍需要实践的检验。为此两条路是可以互补的，两条腿走路将有助从千百年实践中寻找更多新的线索。

访谈人：医学不仅涉及治病救人的实践应用，更植根于并驱动生命科学进展的研究探索。正如汤院士所言，西方医学更重视"微观""分子"与"精准"，与之形成鲜明对比的是，中医药体系更重视"宏观""整体"与"辨证"，由此可见，中西医学体系各有偏重，各有专长。这一观点在汤院士的书中也得到了详尽而细致的体系化论述。请问汤院士，您认为当下的中医药现状有什么需要改进之处？在目前的现代社会生活模式中，中医药要如何传承和发展呢？又如何能突破现有的中西医结合困境呢？

汤钊猷：我认为中华人民共和国成立后，我国中医药取得长足发展。诚如张伯礼院士主编的《百年中医史》中说"中医药为我国人民防病治病、保健养生、经济发展、社会民生、文化复兴作出了巨大的贡献，并给世界人民的健康带去福音。中医药魅力无穷，跨越时空，无论是过去还是现在，无论国内还是海外，人类已经得到其诸多恩泽"，可以说硕果累累，在抗击非典和新冠疫情，中医药的作用更明显可见。

由于我老伴是"西学中"，我对中医药也略有所知，但对我国中医药现状也有些不解之处。我以为中西医结合要相向而行，关键是"西学中"，而当前"中学西"却成为主流。偶见曾在中医医院看过病的患者，其化验和影像医学检查项目，比在西医医院有过之而无不及。

我有些时候介绍患者去看中医，不料首先不是"望闻问切"，而是要患者出示化验单和CT报告。我也曾跟随"西学中"的老伴，拜访过上海名中医，如裘沛然、张耀卿、黄文东、张伯臾等，他们所开处方，药味多在10味上下，药量也多在三钱（9克）左右。而现在我经常看到有三四十味中药的大处方，药量常达30克，字里行间，反映其受到西医思维的影响，如所谓对付癌症的方子，几乎包括了多数所谓"抗癌"的清热解毒、活血化瘀、软坚散结中药，而淡化了"辨证论治"的身影。中医的现代科学研究似偏向于中药西药化、中医西医化；而传统中医理论（如四诊八纲、经络、藏象等）的科学研究已有良好开端，而持之以恒和系统化研究似乎较少。

中华文明精髓与现代科技结合，必将发展有中国特色的教育事业

汤钊猷
二○一三年教师节

❖ 汤钊猷院士被评为"上海市教育功臣"后的即兴题字

"云"参观

当前正是中医发展的最好时机，按照我个人的不成熟的想法来说，有几方面值得关注：一是坚守并发展中医理论。中医核心理念是中医的灵魂，在中医发展历史中，随意说得出的如最早的《黄帝内经》，东汉张仲景《伤寒杂病论》，华佗的麻沸散与外科，晋代王叔和的《脉经》，唐代药王孙思邈的《备急千金要方》，宋代王惟一的《铜人腧穴针灸图经》，明代李时珍《本草纲目》和张介宾《类经》，清代叶天士《温热论》，等等；而近代疾病谱已发生很大变化，慢性全身性疾病成为主流，从中华哲理"恒变"的角度，中医理论也应有传承创新。二是"中学西"有助应用现代科技研究中医药，使"黑箱"变白一点，有助增进中西医交流的共同语言，但切忌中医西医化、中药西药化；如果"废医存药"，中医药将不复存在。三是研究西医疗法的中医属性。例如抗疫期间，一些老中医说，呼吸机是否即人参、附子。弄清各种西医疗法的中医属性，才可能使中西医结合达到"互补"，避免重复或对消。四是进一步凝练中医的核心理念，以便中医共同呵护，使中医理论通俗化，也利于"西学中"能掌握中医的精髓，而不仅仅是学会用几味中药。

中西医结合需要相向而行。首先西医需要用广义科学观看中医，如果认为"科学是建立在可检验的已系统化和公式化的知识，而没有被验证、不是公式化的知识就不是科学"，在这种逻辑下，中医就不是"科学"。但是自然辩证法认为，科学是反映世界的本质联系及其运动规律的知识体系。从这个角度来看，中医就是科学，因为有疗效又有理论，比如《黄帝内经》就是理论。真理的标准只能是社会实践，有疗效就是真理。如果中医不是科学，中西医结合就无从谈起。

中西医结合中的西医可以做什么？首先，可以学点中华哲理，这样可以有接近的哲学思维，对祖宗的东西也不能一问三不知。其次，西学中，特别是《黄帝内经》，慢慢地用现代语言表述当中的东西，这样才有共同语言。例如"肺与大肠相表里"所说的"肺与大肠"就不同于西医的"肺与大肠"。再次，用现代科学研究中

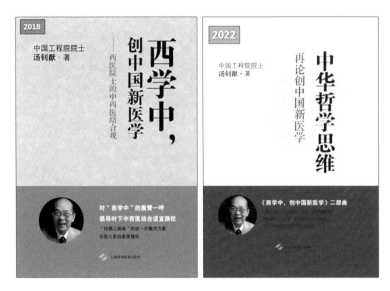

❖ 汤钊猷院士关于中国新医学的代表著作

医有效的东西。前已说过，用针灸的办法治急性阑尾炎，最近《自然》刊登了美国和复旦大学等合作研究，发现电针鼠"足三里"可激活迷走神经－肾上腺抗炎通路，而刺激鼠腹部"天枢"则无此效应，提示确有科学基础。抗击新冠疫情期间，有一个老中医说针灸后原来要上呼吸机的患者，一下子血氧饱和度就上去，不用上呼吸机了。如果现代科学证明了这一点，那是一个不得了的事情。一分为二地看待西医，西医要看到自己不足的地方。

中西医由于建立在不同的哲学观的基础上，为此，中西医结合需要长期"两条腿走路"，才能逐步达到互补和协调。中西医各有所长，所以二者应该取长补短。"西医技术＋中医理论"或"以中医之道（中华哲理）驭西医之术"，是否可以开创新医学？这是一个值得思考的问题。

创中国新医学并贡献于世界，这是实现中华民族伟大复兴的历史使命，中华哲学思维是创中国新医学的钥匙，完成这个历史使命需要几代人的奋斗努力。中国医学不能长期成为西方医学的延伸，我相信第二个一百年，有中国特色的新医学一定会出现。

借助现代科技力量做好中医药科研

访谈人： 您一直是临床和科研两手都抓、两手都硬的科学家，也带领您的团队发表过数百篇高质量的论文。那在中医药的科研和创新方面，您有什么建议吗？

汤钊猷： 我没有系统学过中医，也没有系统研究过中医，对现代中医研究进展又缺乏调研，难有什么有价值的建议，仅提出几项，供参考。

首先，要梳理用最新科学技术研究中医的思路和方法。毛泽东主席说："要以西方的近代科学来研究中国的传统医学的规律，发展中国的新医学。"又说："对中医的'汤头'不能单从化学上研究，要与临床上的研究结合起来，才能提高中医。"钱学森说："既然人是一个开放的复杂巨系统，我们研究人体科学，就要应用'从定性到定量综合集成法'，这是一个根本的观点和方法论。"

当前中医疗法所以未被认可，常由于中医的"复方"和动态的"辨证论治"而难以获得循证医学证据。所以，循证医学要解决"复方"和"辨证"（动态）治疗的问题。我以为"复方"研究，要允许"黑箱"与"白箱"并存。《中华哲学思维——再论创中国新医学》其中一部分是我和耳顺之年的儿子共同撰写的。他搞电脑软件，提出中医语言翻译成现代科学语言可以试用"大数据"和"机器学习"等科学前沿的帮助。

同时，要建立中西医结合研究平台和评价标准。这包括建立适合中医药研究的实验模型，对癌症而言，西医"消灭"肿瘤疗法的结果常立等可取，而中医疗法多属于"改造"疗法，常需较长时间给药和观察，为此实验模型也需跟上。另外需要建立适合中医药研究的观察指标和评价标准。

中医核心理论的科学研究是重中之重。例如过去沈自尹院士对肾本质的研究，证明肾阳虚者有下丘脑－垂体－肾上腺皮质轴不同环节、不同程度的功能混乱。

有效中医疗法的现代科学研究。最明显的例子如三氧化二砷（砒霜）治疗急性早幼粒白血病有效的机理与分化诱导有关。

西医各种疗法的中医属性的研究是中西医互补的前提。前已提到，抗疫期间有中医认为呼吸机可相当于中药的人参、附子，即补气、温阳之品。抗生素是否为清热解毒之品？大手术是否属"破气破血"？全身麻醉属什么？放疗属什么？等等。

临床上，重要疾病最佳中西医互补的研究。我的邻居的亲友患结直肠癌，行根治性切除后，未用化疗，我的老伴仅给予中药调治1～2年，几十年未见癌症复发。

访谈人：您的很多文章中，都提到了"高精尖新"和"多快好省"要结合并用，不可偏废。在西医临床和科研中，科技的飞速发展带来的"高精尖新"是有目共睹的，那么，一直

汤钊猷：从中华哲学的角度，"阴阳互存、互变"，一旦阴阳失衡，将互变至"阴阳中和"，这是自然法则。"高精尖新"与"多快好省"也不例外。当前"高精尖新"虽发展迅猛，但仍无法完全取代"多快好省"。前面说过，中国新医学的核心是"洋为中用＋中国思维"，而"中国思维"是建立在"中国国情＋中华哲学"基础上。中国共产党第二十次代表

作为"多快好省"代名词的中医药，在其发展道路上，科技又可以扮演什么角色？它对于中医药的发展会起到什么样的作用？在中医药的发展中，恪守国学与对接前沿中如何实现平衡？如何客观扬弃？

大会通过的《中国共产党章程》仍然强调"我国正处于并将长期处于社会主义初级阶段。这是在原本经济文化落后的中国建设社会主义现代化不可逾越的历史阶段，需要上百年的时间。我国的社会主义建设，必须从我国的国情出发，走中国特色社会主义道路，以中国式现代化全面推进中华民族伟大复兴。"我国医学发展，也必须走中国特色社会主义道路。即使发达国家，对"高精尖新"导致的快速增长的医药费用，也不堪重负。

再者，对医学而言，疗效是硬道理。"高精尖新"不一定代表疗效好，"多快好省"更不一定代表疗效差。前面说过，家兄脑梗死导致吸入性肺炎需气管切开，我的老伴根据"肺与大肠相表里"理论，只用十几元的中药，便免除了气管切开。我的母亲在91岁高龄患急性阑尾炎穿孔并发弥漫性腹膜炎，仅用针灸加四分之一量的抗生素和500毫升补液，9天便痊愈。我从事肝癌研究，过去用"甲胎蛋白＋超声检测筛查"，早诊早治，大幅提高疗效，至今几十年过去，"甲胎＋超声"筛查因其"多快好省"，仍写进诊疗规范。

既然狭义的科学观只承认搞清机理的"白箱"是科学，我们要借助现代科技力量阐释中医药疗效机制，对于辨证论治等复杂问题，我耳顺之年的儿子认为，可充分利用大数据、机器学习等前沿科技进行探索、解析，使中医治疗逐步"白箱"化，从而使中医药获得医学界和老百姓的认可。此外，通过科技对中医药的研究，也有助中医药的进一步提高。

　　访谈人：感谢您今天和我们坦诚的分享。听了您的人生故事、成长经历，对我们每个人都是一次激励和灵魂教育；听了您对于中医药的看法、建议和意见，对中医药从业者和爱好者也都是一次勉励和鼓舞。再次感谢您的分享，祝您身体健康，工作顺利！

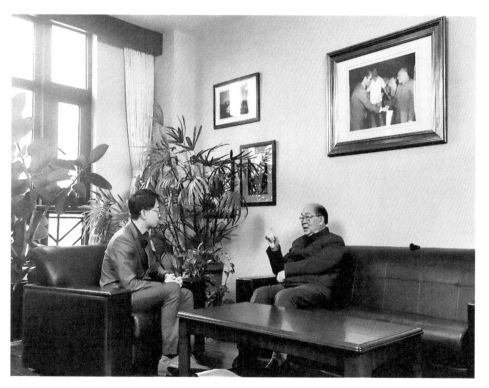

❖ 汤钊猷院士接受项目组访谈

（安宁　阚晓溪　雷明）

中医学有着自身独特的理论体系，而且具有大量丰富多样的实践经验，对于中国的生物医药创新来说是一个独有的宝藏。

大家面对面

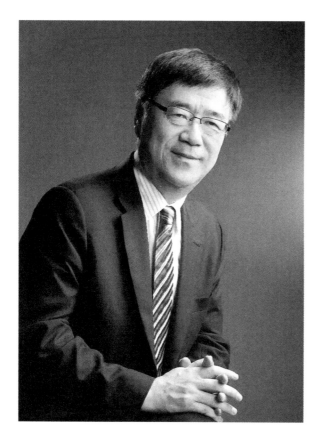

宁 光

内分泌代谢病学专家
中国工程院院士

在临床过程中，坚持中西医并重诊疗，充分发扬中医药特色优势，积极开拓诊疗思维，不仅关注前沿科技，更融入中医"整体观念，辨证论治"的思维模式，一人一方，一证一方，让"四高"稳步降低，减少反弹，更防止或延缓并发症的发生。

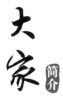

大家简介

宁光，1963 年 6 月出生，山东省滨州市人。内分泌代谢病学专家，中国工程院院士，上海交通大学医学院附属瑞金医院院长、教授、博士研究生导师，上海市内分泌代谢病研究所所长、上海市内分泌代谢病临床医学中心主任和国家代谢性疾病临床医学研究中心主任，兼任中国医师协会内分泌代谢医师分会会长、《中华内分泌代谢杂志》总编辑、*Journal of Diabetes* 共同主编及国际内分泌学会执委会委员。

1987 年，本科毕业于山东医科大学医学系，后进入山东滨州市人民医院内科工作；1994 年获得上海第二医科大学博士学位，之后进入上海市内分泌研究所工作，先后获得国家杰出青年科学基金资助，并被聘为教育部"长江学者计划"特聘教授；1997 ～ 1999 年在美国贝勒医学院从事博士后研究；2002 ～ 2019 年担任上海第二医科大学附属瑞金医院生物医学研究院副院长；2015 年当选中国工程院院士；2019 年担任山东第一医科大学校长、上海交通大学医学院附属瑞金医院院长。

宁光院士长期致力于内分泌代谢病的临床与科研工作，在内分泌肿瘤及糖尿病的诊治与研究领域取得大量创新性成果。同时他致力于遗传机制研究，发现多发性内分泌腺瘤病 1 型、胰岛细胞瘤与肾上腺库欣综合征的发病机制及致病基因，基于研究成果提出三类十种分子分型方法，规范并优化临床诊疗方案；通过大型队列创建生物样本库

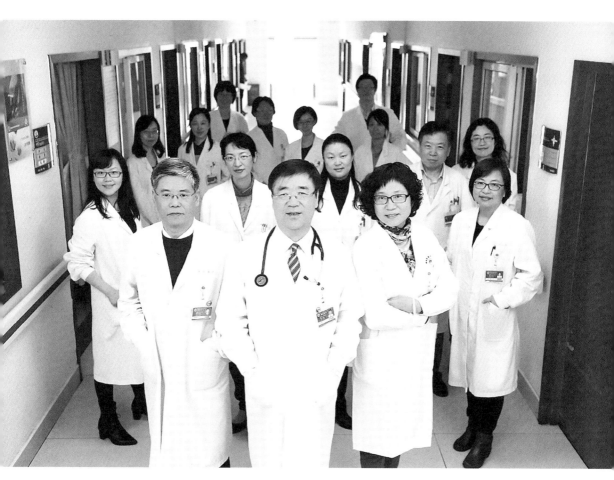

❖ 宁光院士工作团队

的研究模式，揭示中国糖尿病严峻形势及危险因素，并提出糖尿病及其大血管病变的临床防治新方案。

宁光院士认为，中医思维对于中国生物医药的创新来说是一个独有的"宝藏"，而且中医是一个非常缜密的体系，可以给很多科学思路带来突破性进展，很多新药分子结构的发现也来源于中药，但如何让中医药在未来创新药研制中发挥出价值，仍是需要破解的问题。在临床过程中，宁光院士坚持中西医并重诊疗，充分发扬中医药特色优势，积极开拓诊疗思维，不仅关注前沿科技，更融入中医"整体观念，辨证论治"的思维模式，一人一方，一证一方，让

"四高"稳步降低，减少反弹，更防止或延缓并发症的发生。

　　宁光作为团队领导和师长，他这样要求自己：不仅时刻提醒自己是小我之人，更是一个不断带领团队去寻找真理的人；一个充满理想与激情的人；一个心怀大目标，天将降大任于斯人的人；一个具有人格魅力和感召力，团结整个团队的人；一个在专业上处于领先地位但谦虚不张扬的人。

　　今天，《西医大家话中医》访谈组很荣幸与宁光院士面对面，倾听宁院士在数十年的医学生涯中，对于中西医结合、临床与科研、传承与教育、国际学术交流等领域的所感所悟，以及他对于中医药发展的一些建议和看法，相信对中西医结合与中医药的发展都会有所启迪。

"瑞金"求学结缘中西医结合

访谈人：宁院士，非常高兴您能够在百忙中抽出时间接受项目组访谈，首先想请您给我们介绍一下您是如何与中医药结缘的？

宁光：谢谢，很高兴接受你们的采访，也正好借助这个机会，借助你们这个平台介绍一下我们瑞金医院 70 多年的中西医结合工作，上海交通大学医学院附属瑞金医院始终坚持中西医共同发展的原则，建立了中西医结合治疗疾病的优良传统。具体到我个人与中医药的结缘，我想从瑞金医院内分泌学科的中西医结合工作的历史说起。

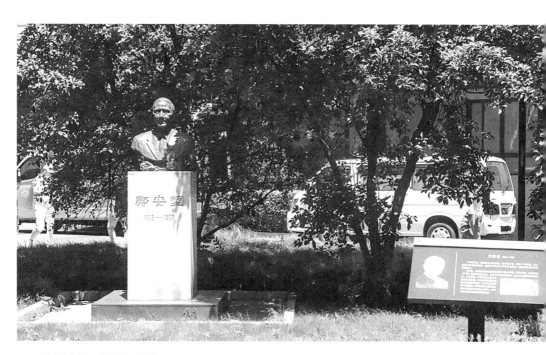

❖ 瑞金医院邝安堃教授雕像

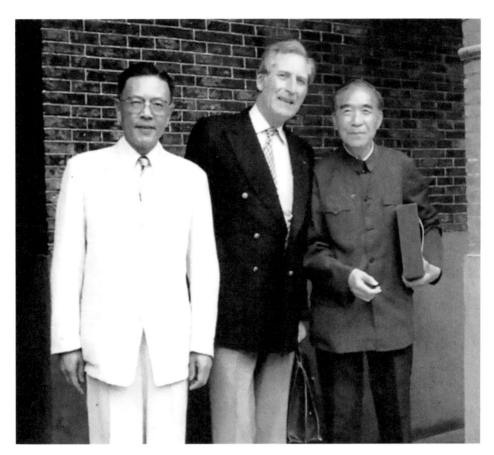

❖ 20 世纪 90 年代邝安堃教授（右一）、董德长（左一）
与国际肾脏病学会主席 Richet 教授合影

　　邝安堃先生，是我国著名的内科学家、医学教育家、国家一级教授、我国中西医结合研究的先驱者，是瑞金医院内科的奠基人。邝老 1919 年留学法国，1929 年即任法国（巴黎）国立医院住院医师，成为考取这一职务的第一个中国人，1933 年又获医学博士学位。在法国老师"认为中国历史悠久的传统医学丰富多彩，学习内科来研究它比较合适"的启发下，邝安堃教授选定了内科作为终身专业，并立下雄心壮志，毅然回国，报效祖国医学事业和人民健康事业。

扫码聆听邝安堃院士
与中医的不解之缘

邝老回国后为我国的医学发展作出了不可磨灭的贡献：他是世界上最先发现异烟肼引起男性乳房增大的学者之一；他是我国最早发现系统性红斑狼疮的医师之一；他和同事们首次诊断并治愈了国内第一例原发性醛固酮增多症；他还是国内最早诊断血紫质病的医师之一。

众所周知，从20世纪50年代起，我国即号召西医学习中医，开展中西医结合研究，继承发扬中医药学。邝安堃教授是"西学中"的楷模和典范。邝老在已成为一位造诣高深的西医内科专家、已在高等医学院校从事西医临床和教学工作数十年的时候，为了学好中医、研究中医，已年近60岁的他依旧拜著名老中医陈道隆先生为师，听陈道隆老师讲解中医理论，跟随陈老师临证实践，虚心向陈老师学习。他还向姜春华、张镜人、张志英、丁济南、程门雪、黄文

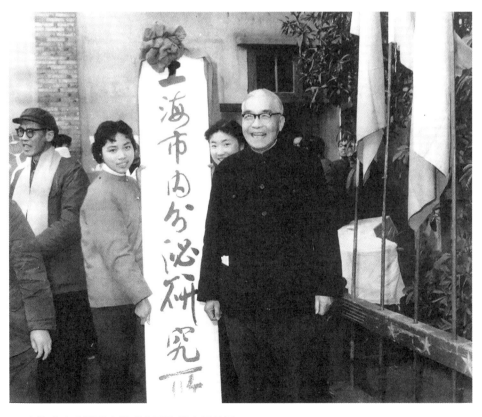

❖ 上海市内分泌研究所成立时的邝安堃教授

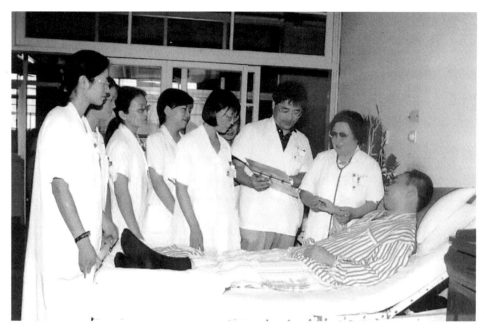

❖ 宁光院士跟随许曼音教授查房

东、丁济民、顾瑶荪等著名中医学家虚心请教，跟随中医专家、教授学习中医理论，进行临床实践，达到"乐而忘返"之境地。邝老在陈道隆老师指导下，更是努力自学、刻苦研读中医著作，如顾松园的《医镜》、严西亭的《得配本草》及《王旭高医书六种》《吴门治验录》等。邝老对中医药学认真学习、刻苦钻研的治学精神，一直为人所称道。

　　同时，邝老用现代科学方法研究中医药学理论，成为世界上第一个"阳虚"动物模型研制成功者，从而开辟了中医药学现代动物实验研究方法。他是我国最早开展中医"阴阳学说"的现代实验研究的学者之一，第一个提出从内分泌角度进行中医"阴阳学说"研究的学者，首先开展性激素水平与"肾虚"关系的研究。邝老以毕生精力和科学研究成果，实践了"闯出一条前人没走过的道路"的诺言，为中医现代化研究与发展，以及促进中西医结合，作出了创新性科学贡献。他一系列研究工作引起学术界极大关注，不仅推动了中西医结合

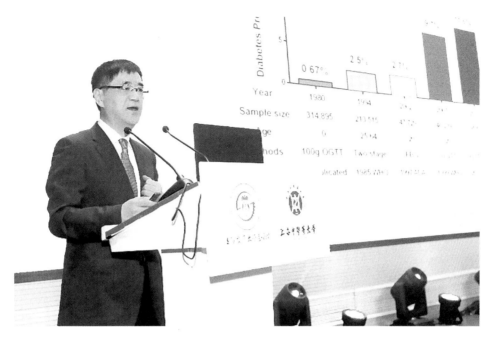

❖ 宁光院士在中医西医汇聚创新研究院成立仪式上做学术报告

基础理论和临床研究的发展，更启迪了一个时代的中西医结合研究的思路与方法。邝老成为我国中西医结合研究开创时期的一代宗师。

在邝安堃教授的带领下，以及许曼音教授、陈家伦教授等几代人的共同努力下，我们医院内分泌学科于 20 世纪 60 年代成立上海第二医科大学内分泌研究室，并于 70 年代末建立上海市内分泌代谢病研究所，成为国家第一批博士学位点，设内分泌学和中西医结合内分泌学两个专业，后又确定为临床医学博士后流动站学科点。

我在瑞金医院求学时，跟随许曼音教授、陈家伦教授学习，受他们的影响，也系统地接触并学习了老师们的中西医结合思想与方法，并认识到中医药是我们发展新药物的巨大宝库。

进入新世纪以后，中国已经成为全世界糖尿病患者最多的国家之一，为了寻找质优价廉的糖尿病治疗药物，我在工作中也开始尝试中药治疗糖尿病的研究。2002 年我申请了上海科委"糖尿病的中医治疗""大规模高通量筛选降糖中药"两个课题，在研究中，我关注到了黄连素这个药物，经过两年的努力，证实了黄连素的降糖作用，相关论文得到国际同行的高度关注。

2020年7月，瑞金医院与上海中医药大学携手成立"中医西医汇聚创新研究院"，中医药工作纳入医院年度重点工作，医院已经形成传承为特点的标准化中医学科建设、中西医融合创新的特色中医学科建设，与临近的香山中医医院形成中医、西医并重的紧密型医联体模式，成功打造中西医结合区域示范，探索出了具有瑞金特色的综合医院标准化中医建设路径。

中医药与中国人的生活息息相关，在日常生活中有一些中医药的传统，比如说感冒了喝点生姜红糖水，出出汗，能够缓解感冒之后的发烧怕冷、肢体酸痛症状。总之，这是我从学习、工作、生活中与中医药结下的缘分。

访谈人：中医学体系是独立于西医学的医学体系，对于中医药学的独特价值，您曾有"中医思维对于中国生物医药的创新来说是一个独有的宝藏"的论述，您是如何理解"中医思维"的？不知您在临床或者科研工作中，会使用中医药的理论和方法诊疗疾病或者进行科学研究吗？

宁光：确实，中医药学具有非常独特的价值，对于中国的生物医药创新来说是一个独有的宝藏。如果从中医思维的角度，我感觉更多的是一种思考方式、一种思路、一个解决临床与科研问题的可借鉴的医学理论与实践的经验源泉。比如在我的工作领域，在内分泌与糖尿病的防治中采取中西医并重，面对患者可以具有西医与中医两种思维开展诊疗，充分发挥各自优势，在基础科研中积极引入现代前沿科学技术工具与手段深入研究中医学临床应用中的"是什么""为什么"等中医药现代科学证据问题，在临床实践中融入中医"整体观念，辨证论治"的思维模式，一人一方，一证一方，让慢性病

"四高"稳步降低，减少反弹，更防止或延缓并发症的发生，还能为患者寻找质优价廉的药物，为患者、社会、国家节约医药卫生资源，符合健康中国 2030 发展目标的需要。

比如我曾经开展的黄连素降糖机制研究，就是采用现代医学研究的新技术、新方法，如多中心、分层随机、双盲和安慰剂对照等方法，结合葡萄糖钳夹技术精确评估胰岛素抵抗状态，研究了黄连素有效成分小檗碱治疗初发 2 型糖尿病合并血脂异常患者的有效性，为黄连素降糖提供了可靠的证据，相关论文引起国际同行高度关注的同时，更重要的是，也为老百姓降糖控糖找到了质优价廉的药物资源。

访谈人：您在科研过程中非常重视科学的原始创新，对科学的创新发展发表过诸多真知灼见，指出"原始创新是建立在人类的好奇心和真正的热爱之上，同时需要有深刻的底蕴积累"。不知中医药作为我国具有悠久历史的本土医学，是否可以与现代科学的发展并驾齐驱，成为医学原始创新的另一个源头活水？

宁光：医学的创新需要好奇心，需要真正的热爱，随着中国国际地位的提升，中国需要更多的原始创新，尤其是在生物医药领域，这不仅仅是好奇心，更多的是一种中国医生、中国学者的责任心、爱国心！这也是前辈们给我们留下的宝贵治学经验。

瑞金医院内分泌学科目前已逐渐接近世界前沿，别无他路，到了需要创造经验、创造知识的阶段，这是历史的选择。我们的愿景是中国经验世界分享。

在新的时代，中医药对于中国生物医药的创新来说是一个独有的"宝藏"，而且中医是一个非常缜密的体系，可以给很多科学思路带来突破性进展，很多新药分子结构的发现也来源于中药，但如何让中医药在未来创新药研制中发挥出价值，仍是需要破解的问题。中医首先要走向世界，进入生物医药全球化创新的交流体系中。但中医的当务之急是需要建立一个国际化的交流体系，使中西方彼此认可，用现代科学的方法去掘宝，交流能够让创新走向更深的层次。同时，让中医融入全球创新，也是中国担当的体现，在原始创新和基础科学发展上有更多投入，并且让这些知识积累成为可供分享的东西，这对于人类医学的进步将十分重要。

任何一种医学的原始创新，都建立在深厚的临床积累和机制研究的基础上，也经历过很多失败，但有一天就豁然开朗了。给予原始创新一个包容的环境十分重要，对于中西医结合、中西医高水平融合创新给予包容的创新环境尤其重要。

中西医结合防治糖尿病

访谈人：您的研究领域重点在内分泌疾病，尤其是在糖尿病的临床和科研领域发表了大量高水平学术论文，都取得了举世瞩目的成就。关于糖尿病，中医将其归于"消渴"，认为由于"气阴两虚""脾胃热盛""肝肾亏虚"等原因引起，并有诸多传世名方，中医药治疗糖尿病的思路和方法对您的临床有哪些启发？

宁光：进入新世纪以后，随着我国经济、社会的发展，城市化、老龄化的进展加速，我国糖尿病发病率逐渐增高。当前糖尿病10%的发病率意味着平均每10个人中就有1个糖尿病患者，需要引起重视，这给老百姓与国家都带来了沉重的负担。控制糖尿病的发病率仍面临很多困难，应该让中医药在糖尿病诊疗领域有更多应用。目前工作的重点，是尽量能够在糖尿病发展前期开展系列防治工作，将关口前移。以解决肥胖问题为抓手，会对糖尿病防治起到积极作用。经过我们的研究，肥胖是可以预防的，可以从心理方面进行干预调节，养成健康的生活方式，调节激素分泌，进一步预防糖尿病的发生。

在这个角度上，中医药是我们推进糖尿病防治工作的巨大资源宝库，要进一步推动中医药传承创新发展，加大中医药在糖尿病诊疗领域的应用，就可以进一步提高糖尿病防治水平。我当年为了寻找质优价廉的糖尿病治疗药物，关注到了黄连素这个药。在我们这一代人的认识中，黄连素，这个非常普通的治疗腹泻的药物，取源于中药黄连，是中药黄连分离出的一种生物碱，是黄连抗菌的主要有效成分。而黄连应用于消渴的治疗在中医的历代典籍中多有记载，早在魏晋时的《名医别录》中就记载了黄连治疗消渴的经验。那么黄连素能否降糖？黄连素降糖机制是什么？这些都是我关注的科学问题。经过努力，我们在临床研究证实小檗碱具降低体重和改善糖脂代谢作用，为我们用黄连素控制体重提供了理论研究支持。

访谈人：众所周知，糖尿病是一个系统性疾病，在疾病发展过程中可累及很多器官，包括心脏、肾脏、神经系统及脑血管系统等。在一定程度上，这与中医理论认为的"人是一个整体"，以及疾病的"传变"等现象非常类似。中西医学对于疾病的认知，虽有不同，亦有相同，如何在中西医学各自的发展中求同存异？在治疗中您如何用中西医双重思维来处理此类疾病？

宁光：其实内分泌系统的疾病是一个全身性的疾病。以糖尿病为例，糖尿病是一个全身系统性疾病，在疾病发展过程中可累及很多器官，包括心脏、肾脏、神经系统及脑血管系统等，这一学科特点跟中医学的"整体观"具有相似之处。

为使患者获得更好的个体化综合治疗，我们在10年前就率先建立了"内分泌代谢病学科群"，将心血管科、神经外科、泌尿外科、病理科、放射医学科等各科专家汇聚在一起，每周共同研究疑难杂症的对策，瑞金医院内分泌科也成为国内"疑难杂症终极汇聚地"。

我们注意到中医药治疗糖尿病非常注重脾胃功能这个思路，也与我们开展的肠道菌群与糖尿病的机制研究不谋而合。2017年，《自然医学》发表了我们医院王卫庆和洪洁教授带领的瑞金内分泌肥胖团队研究的发现：肠道益生菌竟能调控体重。

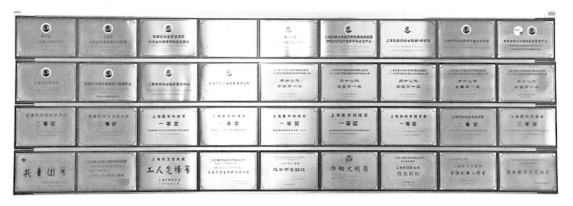

❖ 宁光院士团队荣誉墙

王卫庆和洪洁教授带领团队成员建立了 BMI 大于 30、年龄小于 30 岁的青少年肥胖和相应年龄、性别的正常体重人群队列，即"双 30 队列"，开展肠道菌群宏基因组学及代谢组学研究，首次揭示中国青少年肥胖的肠道菌群特征，发现一系列显著异于正常人群的肠道共生菌，发现多形拟杆菌（简称"BT 菌"）能够降低脂肪含量，延缓体重增长速率。从这个意义上来讲，中西医能够在未来医学的发展轨道上携手同行，探索更多人体健康奥秘，在促进人类健康福祉方面贡献中国智慧。

据我所知，近年来在糖尿病防治的全周期、全过程中，中医药防治糖尿病取得了显著的成效，在替代、补充、增效和减毒等各领域都有所成就，彰显了中医药在糖尿病防治中的特色优势。中医药在多部糖尿病指南中单独列章节，是对中医药治疗糖尿病实力的认可，也是循证证据越来越翔实的必然结果。今后应当在现代西医主导的糖尿病防治体系下，建立中西医优势互补的临床诊疗体系。

nature medicine

Explore content ∨   About the journal ∨   Publish with us ∨   Subscribe

nature > nature medicine > articles > article

Published: 19 June 2017

Gut microbiome and serum metabolome alterations in obesity and after weight-loss intervention

Ruixin Liu, Jie Hong, Xiaoqiang Xu, Qiang Feng, Dongya Zhang, Yanyun Gu, Juan Shi, Shaoqian Zhao, Wen Liu, Xiaokai Wang, Huihua Xia, Zhipeng Liu, Bin Cui, Peiwen Liang, Liuqing Xi, Jiabin Jin, Xiayang Ying, Xiaolin Wang, Xinjie Zhao, Wanyu Li, Huijue Jia, Zhou Lan, Fengyu Li, Rui Wang, ... Weiqing Wang ✉

+ Show authors

Nature Medicine **23**, 859–868 (2017) | Cite this article

46k Accesses | **776** Citations | **205** Altmetric | Metrics

Abstract

Emerging evidence has linked the gut microbiome to human obesity. We performed a metagenome-wide association study and serum metabolomics profiling in a cohort of lean and obese, young, Chinese individuals. We identified obesity-associated gut microbial species linked to changes in circulating metabolites. The abundance of *Bacteroides thetaiotaomicron*, a glutamate-fermenting commensal, was markedly decreased in obese individuals and was inversely correlated with serum glutamate concentration. Consistently, gavage with *B. thetaiotaomicron* reduced plasma glutamate concentration and alleviated diet-induced body-weight gain and adiposity in mice. Furthermore, weight-loss intervention by bariatric surgery partially reversed obesity-associated microbial and metabolic alterations in obese individuals, including the decreased abundance of *B. thetaiotaomicron* and the elevated serum glutamate concentration. Our findings identify previously unknown links between intestinal microbiota alterations, circulating amino acids and obesity, suggesting that it may be possible to intervene in obesity by targeting the gut microbiota.

❖ 宁光院士团队在《自然医学》发表的研究报告

访谈人：对于疾病的发生，越来越多的证据显示与人们的生活方式密切相关，世界卫生组织提出影响健康的因素：健康 = 60% 生活方式 + 15% 遗传因素 + 10% 社会因素 + 8% 医疗因素 + 7% 气候因素。将生活方式摆在尤其重要的位置，这与中医学讲求"天人相应""起居有常""食饮有节"非常一致。您一直强调代谢性疾病是一种生活方式病，尤其要重视生活方式的作用。那么，如何构建健康的生活方式？中医学所倡导的生活方式对当今预防和治疗代谢性疾病的作用如何？

宁光：控制糖尿病的发病率仍面临很多困难。首先，生活方式、生活因素都是糖尿病的危险因素，随着生活水平的提高，人们吃得更多、更好，但是动得少了。运动、饮食及抽烟等都和糖尿病患病率之间存在着一定的联系。其次，老龄化也为糖尿病的预防工作增加了难度。但是怎么样的生活方式是健康的，是有助于防治糖尿病等代谢性疾病？这个需要基于严谨、科学的研究证据才能说清楚。

我们团队曾对全国约 20 万人口进行了为期 3 年的随访，将各种危险因素进行了比对，根据体重、年龄、血压等计算出一项代谢指数，如果代谢指数升高，发生糖尿病的可能性就会增大。此外，据全国流行病学调查数据显示，我国糖尿病前期患病率高达 50.1%。糖尿病前期并非一种"临床疾病"，而是一种介于正常血糖与糖尿病之间的状态，通常被认为是糖尿病的必经阶段，是糖尿病的危险信号。对于糖尿病前期人群，若及时发现，进行早期的干预与生活方式改变，可以逆转血糖异常，能让更多高风险人群回归健康，最终实现糖尿病患病率的降低。但是我国 18 岁及以上人群的糖尿病知晓率仅为 30.1%，其中城市居民知晓率为 38.7%，农村居民知晓率为 24.6%，我国糖尿病知晓率尚有很大提升空间。

中医学重在预防，并且有"上工治未病"的理念，注重健康与生活方式的关联，"天人相应""起居有常""食饮有节"的理论体系与实践经验可以为代谢性疾病的生活方式调整与糖尿病前期的"非疾病"状态改善提供思路与解决方案，而且这些与中国人的文化生活传统密切相关，非常期待有更多的这方面的研究证据。

代谢性疾病患者的"新冠"防治建议

访谈人： 近年来，包括我国在内，全世界正在快速进入老龄化社会。伴随着新冠疫情管控放开之后的新常态，感染新冠病毒的概率大大增加。接下来我们应该如何应对新冠病毒感染，保护糖尿病、高血压、高脂血症等老年代谢性基础病人群的健康？

宁光： 对于老年人，尤其是伴随代谢性疾病的老年患者的新冠疫情防控，大家首先要做好预防，坚持"三件套、五还要"。这不仅是为了防疫，也是一种良好的生活习惯，比如戴口罩、勤通风、讲卫生、重消毒、常运动、增营养、多交流、少聚集、测体温等，日常要增强免疫力，食疗更好。

即便感染了新冠病毒，也完全不必恐慌，有条件的尽量居家隔离。居家期间应注重营养摄入，规律作息，做好自我健康管理，日常通风，与同住人做好"相对隔离"。

适度备药，合理用药。大部分新冠感染者还是以对症治疗为主，此外也可适当备些中成药，如清热解毒类中成药。对感冒及新冠病毒感染的预防，还应以增强自身免疫力为主，多喝水。

盲目囤药不必要，同类药品最好吃一种，吃多了容易诱发不良反应。大剂量服用对症药物，有时会掩盖新冠病毒感染症状。因为新冠病毒感染和常见肺炎有区别，病毒不仅感

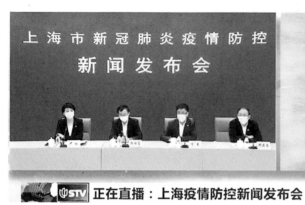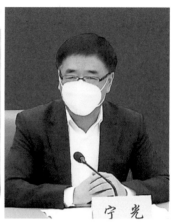

❖ 宁光院士作为学术专家出席上海市新冠肺炎疫情防控新闻发布会

染上呼吸道，还会感染下呼吸道，甚至是肺的末梢。如果掩盖其症状，有时会延误治疗。

新冠病毒感染是自限性疾病。从专业角度来说，病毒感染一般情况下是自限性疾病，大概 14 天后就会好转。但是对于老年患者，还要看到新冠病毒感染所导致的一些症状非常严重，包括发热、呼吸困难、肺部炎症等，所以还是需要对症治疗，如用退热药解除发热症状。中医药在缓解病情，如退热和抗病毒方面有很好的作用。这些症状的解除可能会避免炎症风暴的发生。炎症风暴即全身炎症反应综合征，是由感染、药物或疾病引起免疫系统过度激活，导致多个器官功能衰竭，威胁生命安全。某些新冠病毒感染患者病情突然加重，可能就是体内启动了炎症风暴。部分 80 岁以上、基础疾病不稳定、没有全程完成疫苗接种的高风险人群需要密切观察症状，如果持续 3 天以上发烧，有气喘、呼吸困难表现，基础疾病加重的，建议及时就医，就诊时做好自我防护。

访谈人：新冠疫情管控放开之后进入新常态，接下来如何预防病毒感染已经成为一个热点话题。在疫情期间，您作为国务院联防联控机制外事组成立的中国红十字会志愿专家组组长，一直奔波在我国乃至海外的疫情防控第一线，那么对于未来"新冠"病毒的防控领域您有哪些新的思考和认知？

宁光：新冠疫情进入新常态以后，给我们带来的思考还是很多的。面向未来的话，无论是以"新冠"为代表的急性传染性疾病，还是以糖尿病为代表的代谢性疾病，即"四高"之类的非传染性慢性病，我还是倡议大家要学会做自己健康的第一责任人，从生活方式入手，建立良好的生活习惯，才能真正预防疾病的发生、延缓疾病及其并发症的发展变化。

代谢性疾病是严重危害国人健康的慢性疾病，加强对代谢性疾病的防控工作刻不容缓。代谢综合征包含糖尿病、糖耐量异常、肥胖、高脂血症、高血压五大疾病。这些疾病的共同患病因素是生活方式的改变及胰岛素抵抗等，会引发包括心梗和脑中风在内的心脑血管

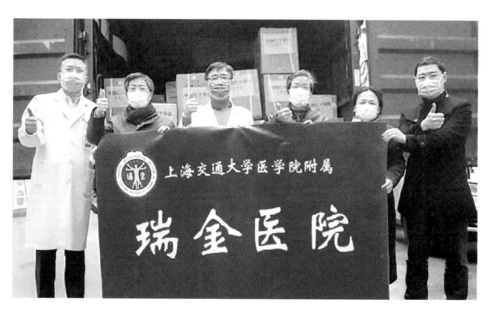

❖ 宁光院士在瑞金医院支援湖北疫区物资时与同事合影

疾病。我国18岁及以上人群的糖尿病知晓率仅为30.1%，尚有很大提升空间。对于糖尿病前期人群，若及时发现，进行早期的干预与生活方式改变，可以逆转血糖异常，能让更多高风险人群回归健康，最终实现糖尿病患病率的降低。

最后，在医疗模式从传统的生物医学转向社会、生理和心理模式后，医务人员在医学知识的普及宣传方面的职能越来越明显，正如我的导师所说：一流的医生应该是一流的科普宣传家。

促进中西医高水平融合发展

访谈人：中医药是世界上最具影响力的传统医学，伴随着屠呦呦发现青蒿素并获得诺贝尔奖、中医药在抗击"新冠"过程中的作用被认可，世界对于中医药的认知有了新的变化。中医学需要被看见、被理解，在世界百年未有之大变局及新格局建立的过程中，您认为中医药应如何走向世界？如何向世界讲好中国故事、中医药故事？

宁光：这个问题，我觉得应该从医生的"医"讲起。在中国首先是医生，其次才是中医或者西医，医生的"医"是"醫"的简体字，这是1956年简化汉字文字改革的结果。"醫"是由3个字组成的，除"医"外，"殳"则是一种由竹片制成的锐利兵器，而"酉"则为古时泡药的酒。远掷武器（矢）加手握利器（殳），两字并列代表战争，两字之下置一"酉"字，代表疗伤的药品，从而组成了"醫"的基本含义：救治战伤也。在醫之后加一"生"字则代表从事"醫"这一行当的人即醫生，就是职业了。医＋殳＋酉＝救治战伤也，也就是救死扶伤之意了。凡为医者应记住孙思邈之语："凡大医治病……先发大慈恻隐之心，誓愿普救含灵之苦。若有疾厄来求救者，不得问其贵贱贫富……普同一等，皆若至亲之想。"而西方医学也有希波克拉底誓言。当静静地凝望由"医"和"生"组成的"医生"这个词时，更会感悟到为医者的境界："医"乃三面围墙中央置一箭，只能射向一个方向，那就是"生命"。若是丘比特的爱箭则为医者仁心，治病救人，普济众生；但稍有闪失，则遗憾终身。因此，医生必须要求自己不能有任何疏忽、差错，因为医生所面对的是生命！这就是医生的责任：健康相系，生命相托，重若千钧。

中医医学注重师承，其实我们西医也是非常注重学科传承的。我们瑞金医院内分泌学科正是靠着邝安堃、许曼音、陈家伦教授等一代代内分泌人的努力，才铸就了瑞金内分泌学科国内领先、国际知名的学术地位。传承与创新，始终是我们奋斗拼搏的主旋律。

所以从这个角度来讲，仅仅区分中医、西医是没有意义的，应该从中国的医学文化、生命文化入手讲中国医生的故事、信仰、传承与精神，促进中西医在中国高水平融合发展，为人类健康和疾病防控事业，为人类健康共同体，提供更为普适化的中国经验、中国智慧。

不过，其实我们也有遗憾。我给大家分享一个欧洲草药的故事，它就是二甲双胍。如今二甲双胍已成为糖尿病治疗最常用

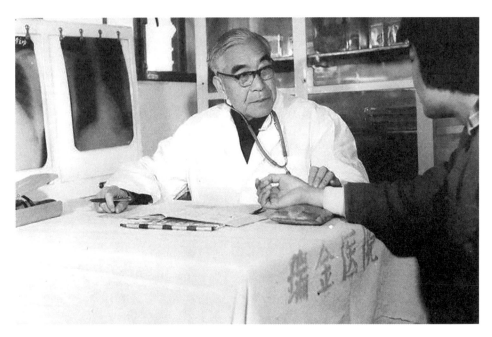

❖ 邝安堃教授在门诊为患者诊脉

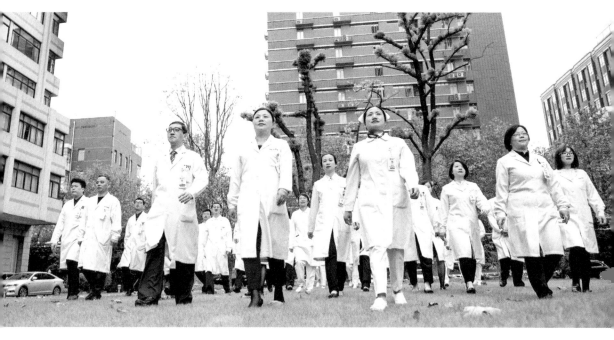

❖ 瑞金医院中医科团队

的药物，它其实是源于欧洲的草药。早在 1900 年左右，人们注意到牛吃了这些草，有的时候会死掉，因为低血糖了。有人就想：这些植物是不是可以降血糖？ 1922 年，这些植物就被提纯用于糖尿病的治疗。不巧的是，当时有另一个明星药问世——1921 年药用胰岛素出现，并且治疗糖尿病的效果还非常好，二甲双胍的"前世"只能留在角落。也是因为"初级版"二甲双胍还有不少不良反应没被妥善解决，所以未被广泛使用。之后经历了一系列研究突破，直到 1957 年，二甲双胍在欧洲上市，作为糖尿病的治疗药物。它从草药发展而来，经历了 1957 年欧洲上市，1994 年在美国上市，1997 年在中国上市……大概用了 100 年的时间才在中国上市，但现在已成为非常重要的糖尿病用药。这种我们原本认为的西药，其实正是来自草药。这提醒我们，中国的草药或者说中医药应该是我们发展新药物的非常巨大的宝库，值得我们深入挖掘！

内分泌代谢病学专家 中国工程院院士 **宁光** **179**

访谈人：宁院士，2020年9月，国家卫生健康委党组成员、国家中医药管理局党组书记余艳红一行到瑞金医院调研中西医结合学科建设及"中西医汇聚创新研究院"建设情况，听说当时您代表医院介绍了瑞金医院的中医及中西医结合学科历史与建设工作？

宁光：确实，我们瑞金医院具有悠久而光辉的中西医结合传统。2020年7月，上海交通大学医学院与上海中医药大学携手成立了"中医西医汇聚创新研究院"。研究院以中西医结合防治疑难重大疾病、中西医结合关键科学问题、中医传统理论的现代科学基础研究为突破方向，瞄准科技前沿和国家重大战略需求，着眼于中西医交叉优势学科发展方向，推进中西医交叉创新临床和基础研究。

国家中医药管理局党组书记余艳红一行来瑞金医院调研时，我作为院长，介绍了上海交通大学医学院附属瑞金医院的中医及中西医结合学科历史与建设工作。

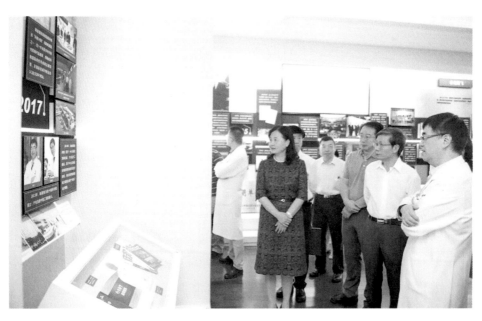

❖ 宁光院士（右一）陪同国家卫生健康委党组成员、国家中医药管理局党组书记余艳红（左一）视察工作

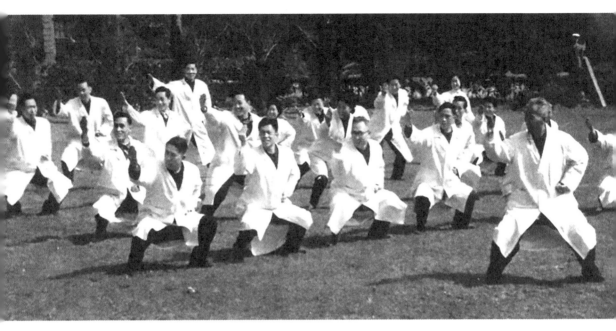

❖ 1964 年，魏氏伤科创始人魏指薪在瑞金医院草坪指导学生练功

　　瑞金医院中医科成立于 1954 年，经数代人的传承发扬，已形成以魏氏伤科为代表、海派中医荟萃的中西医结合学科。中医药工作纳入医院年度重点工作，医院已经形成以传承为特点的标准化中医学科建设、中西医融合创新的特色中医学科建设，以及与香山中医医院形成中医、西医并重的紧密型医联体模式，成功打造中西医结合区域示范，探索出了具有瑞金特色的综合医院标准化中医建设路径。

　　我还带领大家参观了我院院史陈列馆。一张张泛黄的老照片，一件件大师的诊疗器具，唤起了所有参观者对于中西医初逢时的美好回忆。邝安堃、魏指薪、李国衡……一位位中西医大师的名字不断被提及。

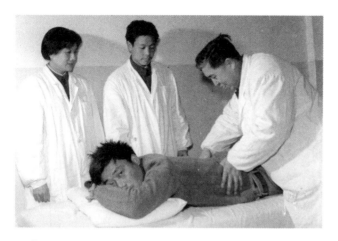

❖ 李国衡教授传授魏氏手法

　　瑞金医院中西医学科的蓬勃发展使得余艳红书记频频称赞："在综合性三甲西医医院中，中医和中西医结合学科发展得这么好，真不错！"这是对我们近70年中西医结合探索的肯定与鼓励。当然这期间也有低谷，也有波折，但是在新的时代环境下，相信中西医高水平融合和高质量创新发展肯定能够走入一条快车道，也期待能够产生一批可复制、标准化、可操作的成果服务大众，贡献中国智慧。

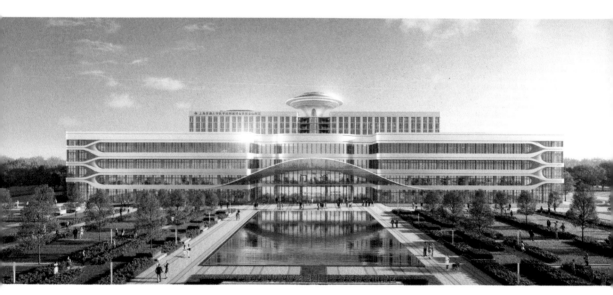

❖ 中西医协同"旗舰"医院建设试点项目基建选址于瑞金医院金山院区

访谈人：宁院士，您作为一位西医大家，您眼中的中医药学是一门怎样的学科？您认为中医药对于中国文化的传承及未来医学模式的构建具有怎样的价值和意义？

宁光：谢谢。您这个问题，我只能说是谈谈我自己的一些不成熟的见解，不一定正确。首先中医学是一个严谨的学科，有着自身独特的理论体系，而且具有大量丰富多样的实践经验，对于中国的生物医药创新来说是一个独有的宝藏。对于临床科研来讲，我认为中医药是解决临床与科研问题可借鉴的医学理论与实践的经验源泉，最终获益的还是老百姓。中医学重在预防，并且有"上工治未病"的理念，注重健康疾病与生活方式的关联。其自身具有的"天人相应""起居有常""食饮有节"的理论体系与实践经验，可以为代谢性疾病的生活方式调整与糖尿病前期的"非疾病"状态的改善提供思路与解决方案，而且与中国人的文化生活传统密切相关，确实非常期待更多这方面的研究证据。

从目前来看，在传统的生物医学模式向社会、生理和心理医学模式转变后，随着社会和医学的发展，现在已经进入了大数据和智慧医疗时代。在这样一个背景下，无论是循证医学、转化医学、精准医学，还是智慧医疗或大数据医疗，医学发展的核心驱动力始终是科学研究，即揭示生命本质的基础医学研究和解决人类健康问题的临床研究。必须建立基础与临床研究相互对应的组织框架，以创新的思路不断突破，从而开创医学研究的新局面。这个时候中医药学的理论与实践经验就是一个宝贵

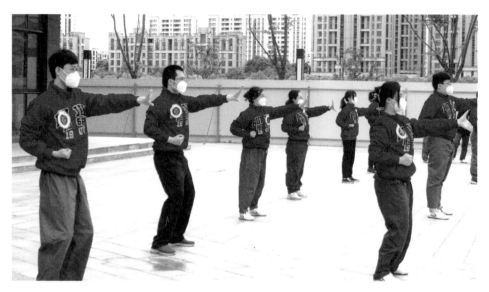

❖ "大上海保卫战"期间，瑞金嘉荷新苑医疗队在驻地练习八段锦

的学术资源，乃至科研灵感的来源。

在这样一个背景下，每个临床医生都应该思考如何进行临床研究。临床科研的出发点是提出科学问题，要有新概念，并通过精巧的科研设计，以新技术、新方法提供准确回答。要把疾病诊疗的疑难点作为临床研究的起点，注意和发现与常规思维相异却习以为常的现象，刨根问底，寻找答案，指导临床，提高诊治水平。从疾病出发，寻觅到产生机制，并且给出一个普适性的解决方案，最后推动临床进步。比如我们有款糖尿病辅助用药决策 AI 系统，相当于一位 20 多年医龄的医生。它的诊断及治疗模式，能为全科医生提供辅助诊疗方案，全面提升标准化诊疗水平。未来有望让超过 1 亿的糖尿病患者，在家门口的基层医院就能享受到标准化、专家级的诊疗服务。同时，也可以让更多的医生从固化的流程中解脱出来，有更多的精力去思考研究更重要的问题，从而给患者更多的个性化指导。

还是回到那句话，医者仁心，精勤不倦。博极医源，仅仅区分中医、西医是没有意义的，应该立足于中国医学文化、生命文化，继

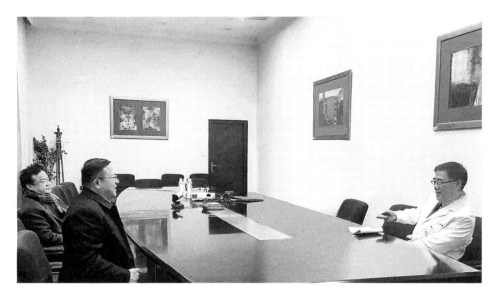

❖ 宁光院士接受《西医大家话中医》项目组访谈现场

承中国医生的故事、信仰、传承与精神，促进中西医在中国高水平融合发展，探索形成新医学，为人类健康、疾病防控事业，为人类健康共同体，提供更为普适化的中国经验、中国智慧！

访谈人：感谢您今天和我们做的精彩分享。听了您对于中医药学的深度思考和体悟，深切感受到您之所以取得如此学术成就，与您不断探索的执着学术精神是分不开的。您思考缜密而善于开拓，同时又体现了一位医者的仁心仁术，对我们每个人都是一次激励和灵魂教育。而且听了您对于中医药的思考、建议和意见，对中医药从业者和爱好者也都是一次勉励和鼓舞。再次感谢您的分享，祝您身体健康，工作顺利！

（许帅 李海英 张立军 成杰）

附

录

陈　挥　《西医大家话中医》项目访谈人，现任上海交通大学教授。长期从事中共党史、中国革命史和近现代历史人物的研究。在《光明日报》《解放日报》《党史研究与教学》《编辑学刊》等报刊上发表论文 100 余篇。出版著作 10 余部，代表作有《韬奋传》《走近王振义》《王振义传》等。

安　宁　《西医大家话中医》项目访谈人，中央电视台科教频道资深医学节目主持人。领衔团队制作央视各个平台医学节目:《健康之路》《有医说医》《大健康观察家》《中华医药》《谁是小郎中》等。

崔　芳　《西医大家话中医》项目访谈人、《健康报》社记者。从事中医药领域报道近 15 年，深度报道过多位中医、中西医结合领域知名院士，国医大师等，多次受报社选派参与大型活动和重大主题报道，获得国家级新闻报道及调研报道奖项、省部级卫生健康领域新闻报道奖项若干。

张梦雪　《西医大家话中医》项目访谈人，《中国中医药报》社资深记者、编辑。专注于中西医理论、文化、科学内涵等方面的深度访谈。采写代表作:《让世界认识针灸的科学和价值》《中西医相向而行是讲清中医疗效的关键》《借现代科学之力打开中药"黑箱"》等。

张立军　《西医大家话中医》图书项目执行负责人、访谈人，中国中医药出版社数字出版中心主任。编审，国家级中医药文化品牌"悦读中医全民阅读文化体系"负责人，兼任中华中医药学会编辑出版专门委员会副主任，致力中医药文化科普工作 20 余年。

于梦非 《西医大家话中医》项目访谈人，《健康报》社记者、主持人。常年跟踪报道医学人文、医院管理、卫生政策等领域，采访多名医疗领域院士、知名专家等，担任多个健康类栏目策划及主持。2019年完成采访：《了不起的呼吸人："不老神话"钟南山的很多面》。

许　帅 《西医大家话中医》项目访谈人，复旦大学中医学社创始人，上海自然而然中医药发展基金会"中医大家谈"项目负责人。致力于中医药文化普及、中医药生活化、中医药公共卫生学术传承与发展。

李海英 《西医大家话中医》项目访谈人，上海中医药大学《中医药文化》常务副主编、编辑部主任，兼任中华中医药学会中医药文化分会副主任委员、世界中医药学会研究会中医药国际化品牌建设专委会秘书长、中华中医药学会编辑出版分会常务委员等。

张　正 《西医大家话中医》项目访谈人。教授，广州中医药大学针灸康复临床医学院书记，广东省高校"千百十工程"培养对象。中华中医药学会中医药信息学分会副主任委员，广州市社会科学重点研究基地—广州中医药历史文化基地副主任，积极参与中医药文化和科普宣传推广。

黄　蓓 《西医大家话中医》项目访谈人、《中国中医药报》社新闻部主任助理，深耕中医药领域新闻宣传工作多年，擅长评论写作与人物写作。

田　原 《西医大家话中医》项目访谈人，中医文化学者，中国社会科学院中医药国情调研组特邀专家，资深中医文化传播人。寻访国医大师、民间隐医、御医后人、百年传承中药企业等数百位，著有"田原寻访中医""21世纪中医现场""中医点亮生命"等多个系列书籍。

唐远清 《西医大家话中医》项目访谈人。中国传媒大学媒体融合与传播国家重点实验室协同创新中心主任、教授、博士生导师，健康中国与中医药传播研究中心主任，主流融媒体研究中心主任，中国健康促进与教育协会中医药分会常务副主任委员兼秘书长。长期致力于中医药传播工作。

数字资源获取方法

影音再现访谈现场

与名家对话，胜读万卷书。微信扫描书中标有"大家面对面"的二维码，通过音视频直观感受院士们的大家风范。

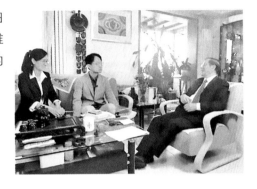

扫码看视频

中医药的不解之缘

扫描下方二维码，听参与访谈的国医大师、上海中医药大学原校长严世芸教授，亲自讲述更多西医大家与中医药的不解之缘。

扫码看严世芸教授访谈实录

"云"参观

足不出户畅游多地中医药博物馆、360°全景参观医圣祠，微信扫描书中标有"'云'参观"的二维码，感受中医药文化的悠久历史，见证中医药千年发展历程。

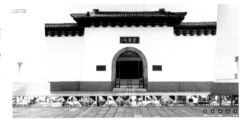

扫码体验云参观

十四经脉 AR 成像

打开全国中医药行业教育云平台"医开讲 APP",扫描书中标有"体验 AR 经络人"的二维码,即可在手机上体验 AR 版人体十四经脉循行。

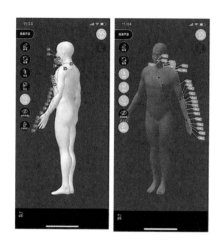

- 放大、缩小、360°旋转图示
- 左侧工具栏对图示中经络涵盖的穴位进行标记
- 使用中医特色的骨度分寸法对穴位定位
- 点击右侧菜单栏,查看本经络中精气的走向

操作说明

1. 微信扫描下方二维码,下载医开讲 APP 并注册。
2. 在搜索框内输入书名,点击"立即购买",选择"全部",点击"选择支付"（0.00 元）并进行支付,显示支付成功。
3. 点击"查看详情",进入本书资源页面。
4. 点击"AR 资源"即可选择经脉循行路线进行体验。

扫码体验经络 AR 成像

中医药趣味问答

- 常见的抗癌中药有哪些?
- 可以用来止痛的穴位有哪些?
- 化瘀降脂名药蒲黄如何鉴别?
- ……

扫码进行中医药知识闯关答题，边玩边学，学习中医也可以很快乐!

扫码开始趣味问答

延伸学习资源

- 共学中医第一经典《黄帝内经》
- "象思维"认识中药本源
- 系统学经络，精准取穴位
- 解密中国人的九种体质
- 发现国学文化中养生秘诀

扫码享受多媒体阅读体验，满足不同阶段学习需求!

扫码学习

扫码阅读相关推荐图书

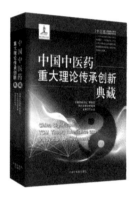

《中国中医药重大理论传承创新典藏》

- 2021年第五届"中国出版政府奖图书奖"获奖作品
- "十三五"国家重点图书出版规划项目
- 国家出版基金资助项目

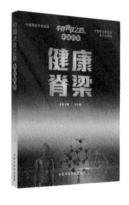

《健康脊梁》

- 第八届"中华优秀出版物图书奖"获奖作品
- 中宣部主题出版重点出版物